JN384161

치매의 사회적 처방

치매 친화적인 사회 구축을 통한 조기발견
및 조기진단 촉진을 위한 백서

저자
일본의료정책기구
McCann Global Health

남은우, 김혜경, 김마현 역

역자약력

남은우

연세대학교 보건행정학과 교수 (2004~)
연세대학교 보건행정학과 학사 (1979~1984)
연세대학교 보건대학원 보건학 석사 (1984~1986)
일본 Toho 대학교 대학원 의학연구과 의학 박사 (1988~1991)
일본 동경대학 의학부 객원연구원 (1992-1993)
호주 그리피스대학 객원교수 (2011-2021)
연세대학교 연세글로벌헬스센터 센터장 (2014~)
연세대학교 건강도시연구센터 센터장 (2014~)
한국연구재단 통합노인보건의료서비스 연구과제 책임자 (2018~2021)

김혜경

현, 원주시 행복가득작은도서관장 (2019~)
계명대학교 음악대학 졸업 (1989년)
고신대학교 교육대학원 졸업 (2004년)
상지대학교 사회복지정책대학원 졸업 (2017년)

전, 동경 기독음대 피아노과 교수 (1993년~1995년)
동경 한국학교 특수아동 음악치료 강사 (1999년~2000년)
동경 이치하라 장애센터 음악치료 프로그램 연 수(2000년 ~2001년)
부산 브솔 청소년 문화원장 / 사회복지 그룹홈 브솔의집 원장 (2006년~2009년)

김마현

일본 도카이대학부속 교세이 고등학교 (2011)
연세대학교 보건행정학과 입학 (2015)
연세대학교 대학원 보건행정학과 학석사과정 입학 (2020)
연세대학교 건강도시 연구센터 사회적 처방 시범사업 연구조교

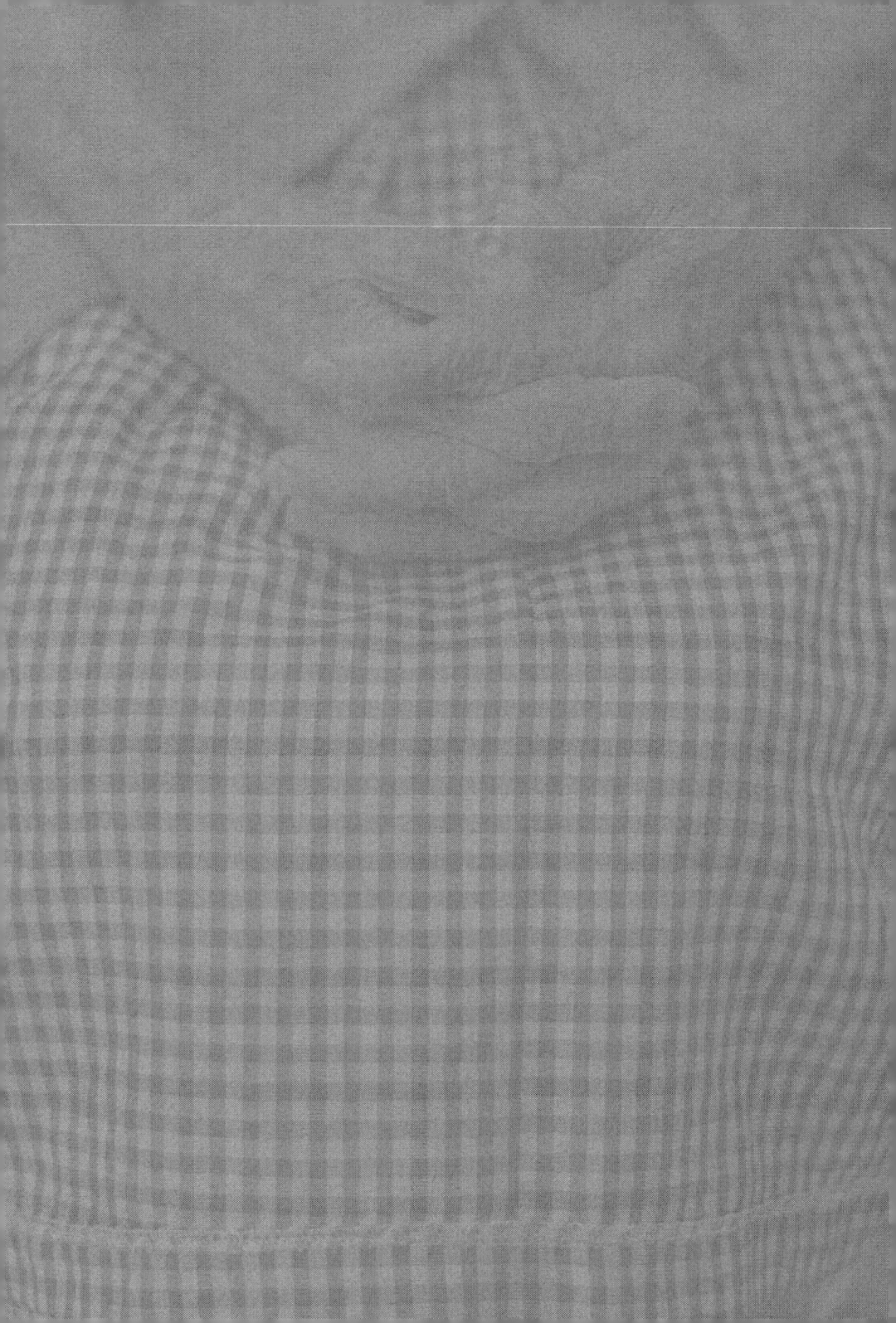

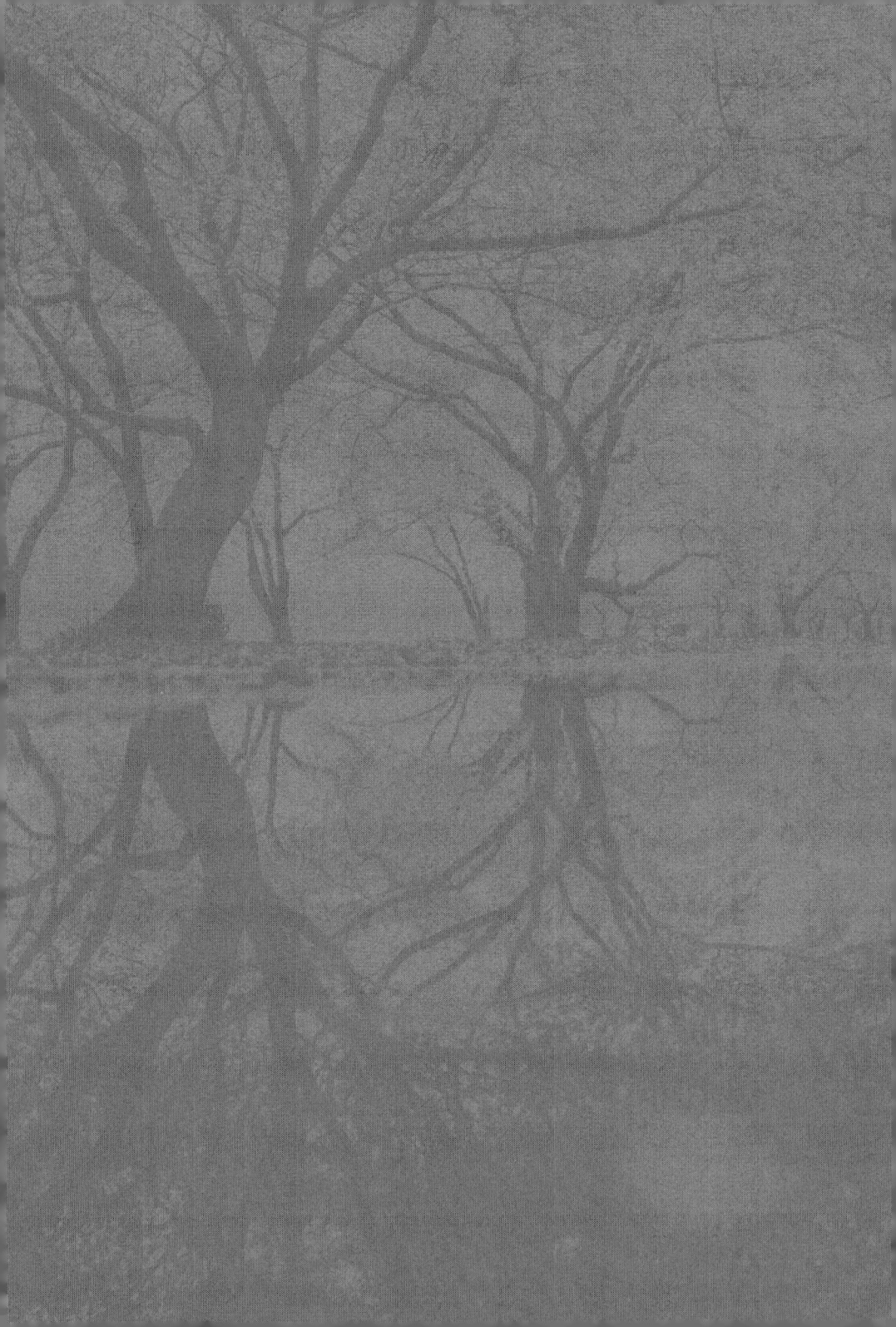

저자소개

日本醫療政策機構/일본의료정책기구(Health and Global Policy Institute)는 토쿄에 설립된 공익기관으로서 비감염성질환, 치매(일본어로는 인지증), 의료에 관한 여론조사, 의료정책 아카데미 운영, 국제보건전략 개발 등을 시행하고 있는 기관이다 (https://hgpi.org/)

역자소개

남은우 교수는 현재 연세대학교 보건행정학과 교수로 재직 중에 있다. 연세대학교에서 보건행정학을 공부하였고, 그 후 연세대학교 보건대학원에서 보건행정학을 전공하였고, 일본 도호대학(東邦大學) 대학원 의학연구과 사회의학계에서 공중위생학을 전공하여 의학박사 학위를 취득하였다. 그 후 동경대학 의학부 국제보건학전공에서 객원연구원을 거쳐 국립보건의료과학원 객원연구원, 일본 의료경제연구기구 국제부에서 근무한 경험이 있다. 현재 연세대학교 미래캠퍼스 의료복지연구소 건강도시연구센터장으로 근무 중에 있고, 2019년도부터 연구재단 과제인 통합노인보건의료사업 개발 과제의 일환으로 원주시 흥업면 지역에 "사회적 처방 pilot project"를 개발 운영 중에 있다. 영국의 NHS에서 개발 운영 중인 사회적 처방 제도를 2019년도에 국내에 처음으로 소개하였고, 대학원 보건행정학과 학생들과 흥업면 소재 행복가득 작은도서관과 협력하여 한국형 사회적 처방 제도 및 프로그램을 개발 중에 있다. 이 사업의 결과를 KOICA 사업으로 추진 중인 파라과이 럼비오시 건강도시 사업지역으로 기술 이전을 진행하고 있다.

김혜경 관장은 대학에서 피아노와 오르간을 전공하며 문화적 소양을 쌓고 대학원에서 교육학과 사회복지학을 전공하여 예술과 교육과 복지를 융합하여 삶의 현장에 적용하고 있다. 음악치료사로 교정기관 심성순화교육 및 기업체 강의, 노인복지관 독거노인 우울경감 및 치매예방교육, 도박중독자치료교육, 군부대 영창교육 등을 진행하고 있다. 최근 활동으로는 문화체육부 허가 행복가득 작은도서관을 거점으로 커뮤니티케어 실천 활동을 하고 있다. 특히, 2019년도부터는 연세대학교 건강도시연구센터의 "농촌 노인을 위한 사회적 처방 시범사업" 현장 디렉터로 활동 중이다.

김마현은 일본 오사카에서 태어나 오사카에서 초,중,고등학교를 졸업하였고, 지금은 연세대학교 보건행정학과에서 학석사 학위과정 장학생으로 공부 중에 있다. 작년부터 원주시 흥업면 소재 사회적 처방 시범사업지역에서 지역 어르신을 위한 자원봉사 활동과 연구 활동을 활발하게 추진하고 있다.

감수

이치로·카와치
하버드 보건대학원 교수

———

K. Viswanath
하버드 보건대학원 교수

———

콘도 나오키
도쿄대학교 준교수

목차

I	머리말	4
II	인터뷰:쿠로카와 키요시	6
III	문헌 리뷰	14
	1. 치매 진단과 발견에 관한 저해·촉진 요인	15
	요지	15
	본문	18
	2. 치매 조기발견 및 진단에 관한 사독지에 기재된 개입 사례	54
	요지	54
	본문	56
IV	인터뷰:콘도 카츠노리 교수	74
V	케이스 스터디	86
	1. 대인간 유대관계가 건강을 만든다	87
	~ 주민 주체「휴식(憩い)살롱」에서 지역의 건강향상·치매 예방을 지향하는 타케토요쵸 ~	
	2. 일본에서 퍼지는「치매 카페」	91
	~ 치매 환자의 지역사회 융화를 위한 거점 ~	
	3. 치매에 친화적인 도서관	93
	~ 지역의 정보 거점「도서관」을 통해 치매를 올바르게 이해하고 수용하는 사회 구축 ~	
	4. 도쿄도 오타구「오타고령자지켜보기네트워크 ｜ 미마~모」	95
	~ 지역주민의 주체성을 끌어내는 도시형의 새로운 네트워크 형성 ~	
	5. 키즈나야	98
	~ 지역의 고민을 해결하는 약년성치매지원의 장 ~	
	6.「RUN TOMO-RROW(애칭·RUN伴 = 란토모)」	101
	~ 연결이 키워드. 지역, 조직을 넘은 새로운「장」구축 ~	
	7. DAYS BLG! ~ 치매에 걸려도 일할 수 있고 사회에서 명확한 삶의 보람을 ~	104
VI	인터뷰:마에다 키요시	108
VII	제언 및 결론	118
A	부록:	123
	·사사	124
	·저자·감수정보	124
	·스폰서 정보	126

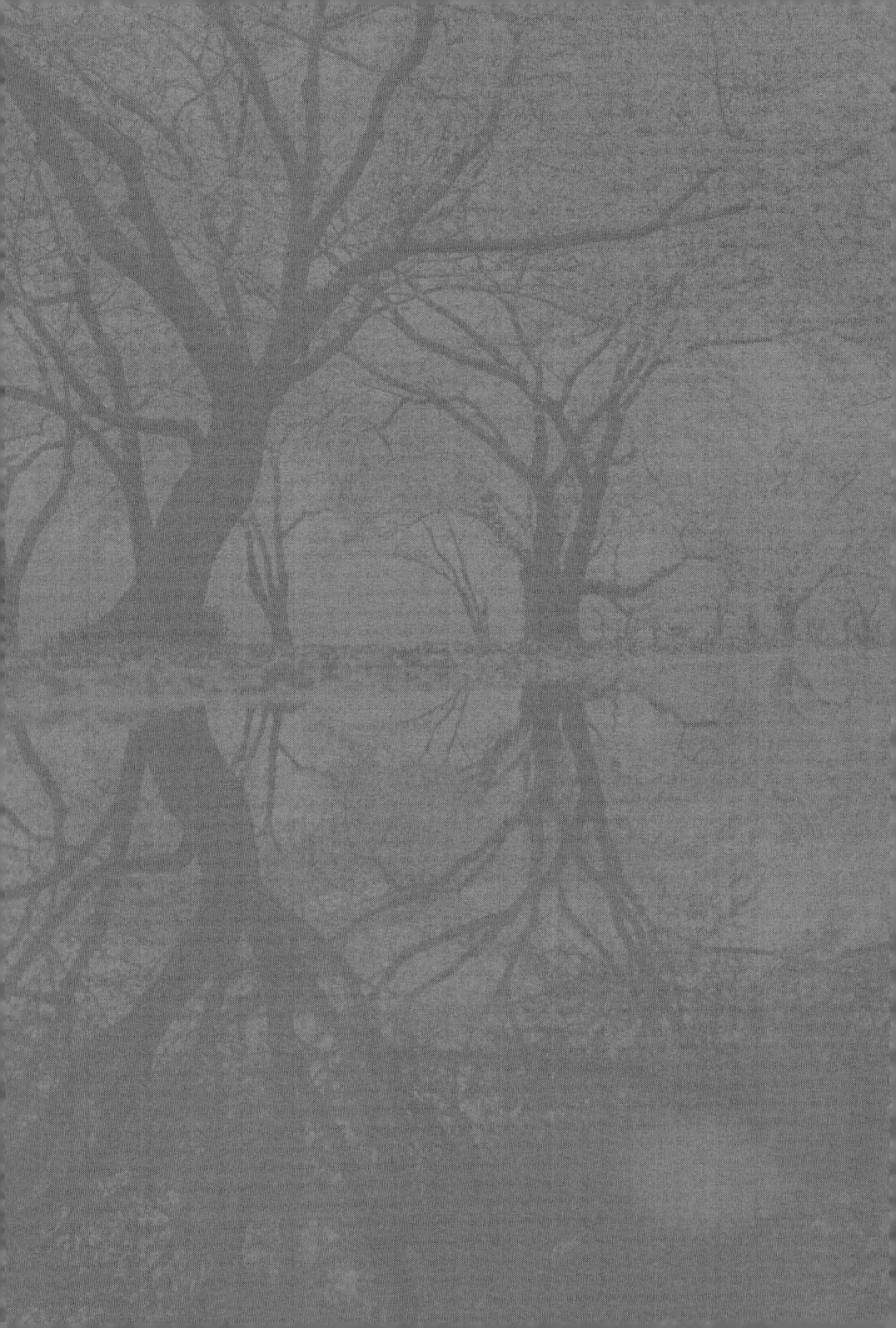

역자 서문

한국은 노인인구가 늘어나면서 치매 환자가 늘어 가고 있습니다.

치매는 지능, 의지, 기억 등 정신적인 능력이 현저히 감퇴하는 것을 의미하는데, 이의 원인은 개인적인 그리고 신체적인 이유도 있으나 사회 환경적인 이유도 있을 것입니다. 또한 치매는 약물로 진행을 늦춰야 하는 혈관성 치매도 있으나 건강한 생활습관 유지에 의해 치매를 예방할 수도 있을 것입니다.

따라서, 치매의 예방과 치료를 위해 약과 검사에만 의존하지 않고 삶의 목적, 사회적 연결, 생활습관 개선 등을 통한 예방 관리를 강조 할 필요가 있으며 이를 위해 사회 전체 구성원이 노력을 해야 할 것입니다.

영국은 최근 고독한 노인 문제를 해결하기 위한 고독담당 장관을 임명하여, 다양한 사회적 처방(Social Prescribing)을 개발하고 있고, 한국의 건강보험공단과 비슷한 기능을 하고 있는 NHS에서 적극적으로 관리를 하고 있습니다.

일본의료정책기구에서 발간한 "치매의 사회적 처방" 책은 치매 친화적인 사회구축을 통한 조기 발견 및 조기 진단 촉진을 위한 백서입니다. 이 책의 주요 내용은 일본의 치매에 대처하는 최근 동향에 대하여 쿠로카와 치매 관련 주요 문헌 고찰과, WHO 자문기구인 사회적건강결정 위원회 위원인 치바대학 의학부의 콘도 가츠노리 교수와의 인터뷰, 치매를 줄이기 위한 7가지의 성공적인 사례 소개, 그리고 치매전문의인 마에다 키요시 선생님과의 인터뷰를 통해 치매 해결의 실마리를 풀어 나가고 있어 한국의 독자들에게 유익할 것입니다.

이 책의 발간을 통하여, 사회적 처방 제도가 한국에도 도입되고, 활성화 되기를 기대하는 마음에 번역을 하였습니다. 쾌히 번역을 허락해 준 일본의료정책기구에 감사의 뜻을 표합니다.

또한 이 책의 번역을 위해 함께 수고한 김마현 학생과, 사회적 처방을 실행하고 원고를 읽고 수정 작업에 함께 한 흥업소재 행복가득 작은도서관의 김혜경 관장님과 문석준 대학원생에게도 고마움을 전합니다.

2020. 6. 29.

역자대표 남은우

I 머리말

세계 각지에서 사람들이 이전보다 더 오래 살게 되었습니다. 평균여명이 길어진 것은 사회발전의 증거이기도 합니다. 그러나 세계인구가 고령화로 접어들면서 치매를 비롯한 고령화와 관련된 질환들이 동시에 증가하고 있습니다.

세계보건기구(WHO:World Health Organization) 통계에 따르면 세계 치매 환자는 현재 4,700만명에서 2030년까지 7,500만명에 달하며, 2050년에는 현재의 약 3배로 될 것으로 예상하고 있습니다[1]. 일본에서는 65세 이상 고령자 중 치매 환자가 2012년 7명중 1명에서 2025년 에는 5명중 1명에 달할 것으로 보고되고 있습니다[2]. 치매는 본인뿐만 아니라 가족과 간병인의 생활에 신체적, 심리적, 경제적으로 영향을 미친다는 점에서 중요한 과제입니다[1].

WHO나 영국 Alzheimer Society, 세계치매회의, 후생노동성 등 본 분야와 관련된 주요 조직과 기관이 조기발견 및 조기진단의 중요성을 강조하고 있습니다 [3]-[6]. 그러나 많은 사람들이 치매 증상이 있음에도 불구하고 필요한 치매 선별검사와 진단을 받지 않으려고 합니다[7],[8]. 실제로 영국에서 치매 진단에 해당함에도 불구하고 진단을 받지 않는 사람의 비율이 45%에 달한다고 보고된 바 있습니다[9].

이런 가운데 정부나 자치체, 비정부조직 (NGO), 기업 간에서 치매 조기발견 및 조기진단을 위한 다양한 대처가 이루어지고 있습니다. 그러나 이러한 행동은 적절한 뒷받침 근거가 정리되어 있지 않거나 확산되어 있지 않아 많은 프로그램과 활동이 과학적 근거에 맞게 이루어지지 않고 있습니다. 의료분야에서는 치료·치유, 또는 진단도구 개발이 진행되는 와중에 조기발견 및 조기진단의 의의에 대한 많은 의문이 제기되고 있습니다.

이 보고서는 이러한 치매에 대한 지식 격차를 해소하기 위해 작성되었습니다. 먼저 학술적인 시점에서 스코핑 리뷰(Scoping review)라고 불리는 문헌 리뷰를 실시했습니다. 이는 본 분야에서 현재 어떠한 과학적 근거가 축적되어 있는 지를 파악하는 탐색적 리뷰를 말합니다. 목적은 이 리뷰를 통해 치매 조기 발견 및 조기진단에 있어서 행동을 촉진, 그리고 저해시키는 요인들을 이해하는 것입니다. 치매 환자나 일반시민, 가족을 포함한 간병인, 의료종사자들을 대상으로(잠재적) 학술적 문헌 리뷰를 실시했습니다. 이어서 전 세계에서 실시된 조기 발견 및 조기진단 사업과 활동에서 사독이 있는 학술지에 게재된 것에 관해서 프로그램 내용이나 효과에 대해 검토했습니다.

리뷰 내용들은 실무자들이 새로운 프로그램을 계획

Ⅰ 머리말

하는 데 있어 도움이 될 것입니다.
또한 조기발견 및 조기진단의 중요성을 알아보기 위해서 일본의 본 분야의 대표적인 연구자 및 실무자 분들을 대상으로 인터뷰를 실시했습니다.
인터뷰는 치매와의 지속적인 접근, 또한 사회적 및 커뮤니티를 기반으로 한 서포트를 통해 치매 환자들을 위한 친화적인 사회 구축의 중요성을 다시 한번 시사할 수 있는 결과를 얻게 되었습니다. 마지막으로 치매에 친화적인 사회 구축에 대한 일본의 사례연구를 7가지로 정리했습니다.
저희가 이 보고서에서 가장 전하고 싶은 말은 바로 "치매 사회적 처방"이라는 제목에서 알 수 있듯이 이것은 저희의 간절한 소원이자 이 보고서가 정책담당자, 실무자, 의료종사자 등 본 분야에 종사하는 많은 사람들에게 있어서 중요한 것이 되길 바라고 있습니다.
그리고 치매 분야에 종사하는 분들에게 있어서 이 보고서가 단지 정보를 제공해줄 뿐만 아니라 업무활동의 동기부여가 될 것을 기대하고 있습니다. 모든 관계자들이 협조함으로써 치매에 친화적인 사회 구축이 가능해집니다. 서로 힘을 합쳐 여러분과 함께 건강한 사회로 나아갈 수 있기를 바랍니다.

2017년 10월
치매 사회적 처방
저자 일동

참고문헌

1) World Health Organization, 10 facts ondementia, http://www.who.int/features/factfiles/dementia/en/
2) http://www8.cao.go.jp/kourei/whitepaper/w-2016/html/gaiyou/s1_2_3.html
3) http://www.who.int/mediacentre/factsheets/fs362/en/
4) http://www.alz.org/publichealth/early-detection.asp
5) http://www.mhlw.go.jp/topics/kaigo/dementia/a03.html
6) https://www.alz.org/advocacy/statement-purpose.pdf
7) Martin S, Kelly S, Khan A, et al. Attitudes and preferences towards screening for dementia: a systematic review of the literature. BMC geriatrics. 2015;15:366
8) Bunn F, Goodman C, Sworn K, et al. Psychosocial Factors That Shape Patient and Carer Experiences of Dementia Diagnosis and Treatment: A Systematic Review of Qualitative Studies. PLoS medicine. 2012;9(10)
9) Martin S, Kelly S, Khan A, et al. Attitudes and preferences towards screening for dementia: a systematic review of the literature. BMC geriatrics. 2015;15:366

II

인터뷰

쿠로카와 키요시

특정비영리활동법인일본의료정책기구 대표이사
World Dementia Council 회원

「 일본정부는 향후 고령화분야에서 각국과 연계하여 일본의
시책과 대책을 전 세계로 전파해 나갈 필요가 있습니다. 」

| II | 인터뷰

초고령사회에 직면하는 일본의 역할

고령사회의 대표주자가 된 일본이 치매 대책을 추진하는 의의에 대해 들려주세요.

일본은 총인구 대비 65세 이상 고령자 비중이 27.3% (2016년 10월 1일 기준)[10]을 넘어 젊은 세대 인구가 감소 추세를 보이는 한편, 100세 이상 인구는 증가하고 있습니다. 또한 2035년에는 총인구 대비 고령자 비중이 33.4%[11], 즉 3명중 1명이 고령자가 될 것으로 예측 됩니다. 20세 이상 인구에서 차지하는 고령자 비중은 38.8%[12]로 거의 40%에 달하고 있습니다. 경제협력개발 기구(OECD: Organization for Economic Co-operation and Development) 가입국 중에서도 일본은 건강장수 국가임에도 불구하고 과거 20년 동안 GDP성장은 정체하고 있습니다[13]. 이러한 상황에서 일본이 향후 초고령사회에 어떻게 대응해 나갈 것인지에 대해 전세계에서 주목 받고 있습니다.

일본의 개호급여가 약 8.9조엔[14] (2014년도 시점)으로 보고된 바 있으나 비공식적 케어 비용(Informal care cost; 가족들에 의한 무상케어 비용)[15]은 약 6조엔으로 추측됩니다. 치매 케어나 지원에 있어서도 데이터나 현황을 잘 고려하고 필요한 것들을 실행해 나갈 것이 중요합니다.

예를 들어, 앞서 기술한 것처럼 치매 케어에 관해서도 후생노동성 조사에 따르면 동거하는 주요 간병인을 성별로 봤을 때, 남성 31.3%, 여성 68.7%[16]와 같이 비공식적 케어의 대부분은 여성에 의해서 제공되고 있다는 것을 알 수 있습니다. 치매 중에서도 가장 많은 알츠하이머에 대해서는 여성이 같은 연령층에서 치매로 진단되는 비중이 높다는 것[17], 남성보다 수명이 길다[18]는 점을 고려해 보면 남성의 치매 발병률을 억제시키는 건 물론, 특히 여성의 치매 발병을 늦추거나 낮추는 것은 일석사조적인 사회적 임팩트가 있다고 생각합니다. 물론 여성들의 케어에만 의지하지 않고 사회 전체에서 치매를 지지하는 체제가 확립되어야 합니다.

세계치매회의(WDC: World Dementia Council) 등 국제회의에 참석하고 느끼신 각국이 갖는 일본의 고령화에 대한 반응에 대해 알려주세요.

먼저 세계치매회의가 개최된 경위에 대해 말씀드리겠습니다. 2013년 6월 영국이 의장국이 되자 주요 8개국이 참가하는 수뇌회의인 G8서밋이 열렸습니다. 그 후 영국 정부는 치매 대책이 매우 중요하다는 인식 아래 12월에 G8보건장관에 의한 치매 회담 (summit)을 개최했습니다. 정상회담에서는 치매를 주제로 한 의견 교환과 치매 문제에 적극적으로 임하기 위한 목표를 세웠습니다. 치매 회담을 계기로 영국 정부는 세계치매회의를 수립하게 되며 2014년 4월 런던에서 첫 회합이 열리고 나서부터 현재에 이릅니다. 세계

II 인터뷰

치매회의 구성원은 영국정부, 세계은행, OECD, 월컴 트러스트, 빌&멜린다 게이츠 재단, 제약 기업, 저를 포함한 의학자, 경제학자 등 14명으로 구성되고 있습니다.

국제회의에 참석하면 일본이 다른 국가로부터 국제적으로 국민의료비가 낮은 훌륭한 국가로 인식되며 인정을 받고 있다고 느껴집니다. 실제로 OECD(2016) 데이터에 따르면 일본은 고령화가 진행되고 있음에도 1인당 보건의료 지출이 그다지 높지 않습니다[19]. 또한 고령화에 관해서는 이 세계적 과제의 개척자로서 어떻게 대응해 나갈 것인지 주목받고 있습니다. 많은 저출산고령화 대책으로서 다양한 활동이 이루어지고 있으나 그 성과는 아직 충분하지 않으며 시급한 과제라고 볼 수 있습니다.

세계보건기구(WHO)와 유엔(UN)은 고령화율 7%를 초과한 사회를 고령화사회(Ageing society), 14%를 초과한 사회를 고령사회(Aged society), 21%를 초과한 사회를 초고령사회(Super aged society)라고 정의하고 있습니다. 실제로 고령화율이 7%를 넘어선 뒤 14%를 초과하여 고령사회로 접어들 때까지의 기간이 프랑스 126년인 반면 일본은 24년 동안 빠른 속도로 14%에 도달했습니다[20]. 특히 한국 등, 아시아 일부 국가에서는 경제성장이 불충분한 상태로 일본보다 빠른 속도로 저출산 고령화가 진행될 것으로 예측되며[21] 치매 대책에 관해서도 전세계 각각의 의견을 공유할 필요성이 강조됩니다. 그런 의미에서 고령화 선진국인 일본이 각국과 연계하여 대책을 추진해 나갈 것이 기대됩니다.

일본은 일반적으로 보건의료 측면에서 우수한 국가라는 인상을 받고 있습니다. 일본의 시책이나 대책 등에 관한 정보가 영어로만 공유되어 있지는 않기 때문에 데이터 등에 대한 자세한 정보를 비교하는데 있어서 다르게 인식을 갖게 될 가능성도 있습니다.

일본이 향후 고령화 분야에서 세계를 이끌어 나가기 위해서도 일본의 시책이나 대책을 폭넓게 전 세계에 알리고 일본정부는 과제와 해결책을 공유하는 노력이 더욱 더 강화될 필요가 있습니다.

> 치매 대책에 있어서는 가족이나 친구, 지역사회 사람들을 중심으로 한 횡적 관계가 중요합니다. (중략)
> 이 때 중요한 것은 사회나 지역에서 "지역주민들이 공통적으로 가지는 마음의 터전이 무엇인지" 하는 점입니다.

일본에서 치매의 조기발견 및 진단을 촉진하기 위해서 무엇이 필요하다고 생각하십니까?

치매 대책에 있어서 가족이나 친구, 지역사회 사람들을 중심으로 한 횡적 관계가 중요합니다. 따라서 지역 커뮤니티를 중심으로 한 "서로 돕고 협력하는 것"이 필요하다고 생각합니다. 이 때 중요한 건 지역사회에서 "치매를 지지하는 공통 기반이 무엇인지" 하는 관점입니다. 즉 쉽게 말하자면 일본인이 공유하는 마음의 터전이 어디에 있는지에 대한 문화적, 사회적 배경도 함께 고려해 보는 것입니다.

예를 들어, 일본인의 마음의 터전에 대해서 연구하는 교토대학 '마음의 미래연구센터' 교수 히로이 요시노리 씨[22]가 제창하는 신사나 절 등을 중심으로 횡적 연계를 추진하면서 새로운 지역 커뮤니티로서 재구축하고자 하는 아이디어는 일본 문화를 살리는 것과 동시에 새로운 지역 구축이라는 관점에서 보면 참신하면서 매우 좋은 아이디어라고 생각합니다.

인터뷰

일본인의 인간관계는 기본적으로 종적 사회이며 특히 도시에서는 횡적 관계가 미미하며 지방에서도 인구 과소화가 진행되자 횡적 관계의 구축이 어려운 곳도 볼 수 있습니다. 일반적으로 지방에서는 사회를 지탱하는 공통 기반을 형성하기 쉽다고 생각합니다. 동네 반상회나 지역행사, 축제 등을 통해서 주민들간의 유대감도 깊어지기 쉬울 것입니다. 한편 도시에서는 아파트가 늘어 서있어 단지에 사는 사람이 줄어들고 이웃집 사람과의 관계가 많지 않아 지방에 비해 도시부에서는 횡적 관계 구축이 어렵다고 볼 수 있습니다. 향후, 특히 도시부에서 어떠한 지역의 공통 기반을 만들어 나갈 것인지가 하나의 과제입니다.

사람들의 마음의 터전을 만드는 것은 당사자와 가족에 있어서 치매 진단을 받고 나서도 안심하고 생활을 할 수 있는 사회 구축의 기반이 될 것입니다. 이러한 지역사회의 꾸준한 활동이 결과적으로 사람들의 치매에 대한 불안감을 해소해주고 조기발견과 진단에 대해 보다 긍정적인 태도를 가진 사람이 늘어난다고 생각합니다.

지역사회에서의 횡적 연계는 구체적으로 어떤 식으로 만들어 가는 게 좋다고 생각하십니까?

젊을 때부터 직장을 넘은 다양한 횡적 관계를 갖는 것이 중요하다고 생각합니다. 횡적 관계를 형성하는데 있어 여성은 자신의 지위나 소속과 상관없이 친구들과 비교적 잘 어울리는 편이 아닐까 싶습니다. 한편, 퇴직할 때까지 직장 외 관계가 적은 일본인 남성들에게 있어서는 도전적일 수도 있습니다. 예를 들어, 일본인 남성이 퇴직 후 온천에서 모르는 사람을 만났을 경우, 처음에는 서로 부담없이 여러가지 대화를 나눠도 자신과 상대방이 일하던 회사간 상호관계나 회사내 직위 등을 알게 된 순간 대화가 어색해질 경우가 있다고 합니다. 이러한 상황을 고려해보면 공통된 취미를 통한 교류가 중요하다고 생각합니다. 남성은 현역으로 일하던 시기 직책이나 주체성을 중요시하기 때문에 퇴직 후 직책이나 주체성을 넘은 새로운 관계를 형성하기 어렵고 고립되는 경향이 있습니다. 이러한 특징을 고려하면서 다양한 배경을 가진 사람이 지역사회에서 함께 할 수 있는 것이 무엇인지, 그들을 이어주는 것이 무엇인지를 생각해 보는 것도 필요합니다.

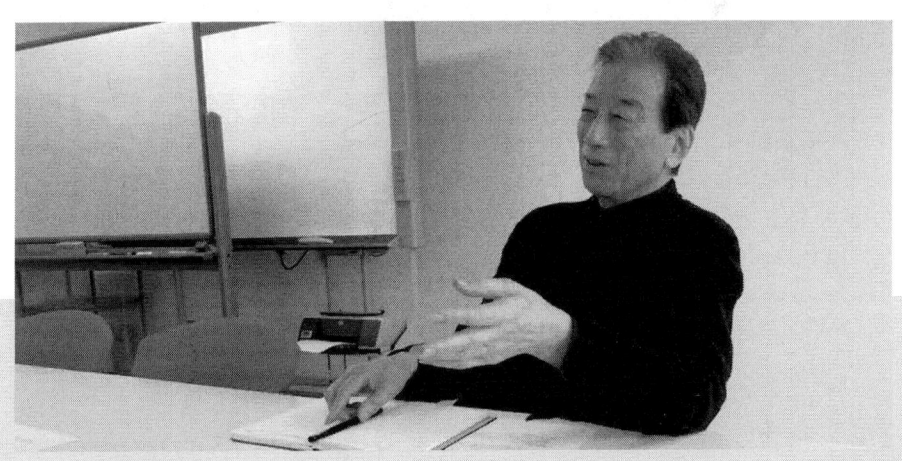

인터뷰

지역사회를 연결하는 것이라 하면 지역의 신사나 절, 초, 중학교 등이 여러 분의 교류의 장일 것입니다. 또한 민간기업의 힘도 매우 중요합니다. 많은 지역에 존재하며 모든 세대가 이용하는 우체국이나 은행, 편의점은 한 지역의 거점으로서 기능하고 있습니다. 일본은 에도시대 등을 되돌아봐도 역사적으로 종적 사회문화가 정착된 국가입니다. 따라서 종적 사회 속에서 위에서 지시 받은 것에 대해 각 부서가 철저하게 대처하는 것이 강점이었습니다. 반대로 횡적 연계 형성에 관해서는 부족한 점을 볼 수 있습니다. 초고령사회를 맞이하고 있는 지금, 일본에 요구되는 것은 바로 여러 사람들과 협동하면서 새로운 가치와 관계를 창조해 나가는 것입니다. 이것은 하루아침에 가능한 것은 아닙니다. 하지만 지역 거점으로서의 민간기업의 힘을 활용하면서 지역사회주민의 마음의 터전에 대하여 진지하게 생각하고 행동을 일으킴으로써 새로운 시대의 횡적 관계를 구축해 나갈 수 있다고 생각합니다.

이때 중요한 건 시민의 주체성입니다. 영어로 "Public (퍼블릭)" 이란 단어는 "시민·공공의·공적인"이라는 말로 사용됩니다. 한편 일본에서는 "퍼블릭"의 "공공"이라는 말은 "정부"="공식"이라는 뜻이 강하며 또 하나의 "시민"이란 뜻이 빠진 채로 사용되는 경우가 많습니다. 횡적 연계와 살기 좋은 사회를 자신들이 만들어 나가야 한다는 의식을 갖는 게 중요합니다. 장기적 관점에서 젊을 때부터 열린 마인드를 가진 인재를 육성하고 젊은이들에게 직장 외 횡적 연계를 다수 가질 수 있게 하는 기회를 제공해주는 것이 중요하다고 느끼고 있습니다.

치매의 근본적인 치료약이 없는 가운데 치매를 조기에 발견한다 하더라도 마땅한 대책이 없다는 의견도 있습니다. 이러한 의견에 대해 선생님은 어떻게 생각하십니까?

치매 조기발견 및 진단은 매우 어렵습니다. 여기서 필요한 것은 정량적 평가 방법입니다. 경도인지장애(MCI:Mild Cognitive Impairment) 선별검사는 어디까지나 경도인지장애 위험요인의 통계학적 확률을 나타내는 것이며 치매 진단에 사용하기에는 한계가 있습니다. 따라서 행동 센싱에 의한 치매 조기발견 시스템이나 보다 정확한 생체지표(biomarker)의 발견이 중요합니다. 이 분야의 연구나 재현성 높은 근거 구축의 적극적 추진이 중요합니다.

치매 치료약 연구와 개발을 추진하는 가운데 임상에 있어서 많은 실패를 극복해 가고자 하는 노력이 이루어지고 있습니다. 치매약 개발에는 많은 어려움이 있겠지만 임상실험 실패에 굴하지 않고 앞으로 나아갔으면 합니다. 근본적 치료약 없이 치매를 조기에 발견해도 어쩔 수 없다는 의견은 행동을 일으킬 수 없는 사람이 말하는 구실일 수밖에 없습니다. 어떤 문제에 대해서도 불가능할 것 같은 일을 해낸 사람이 새로운 것을 발견하고 있는 것입니다. 치료약 개발은 물론, 치매 환자와 가족들을 지원해주는 지역사회 구축 등 우리가 할 수 있는 일은 많습니다. 또한 치매의 치료약 상황에 관계없이 일본의 초고령사회를 지탱해 나가는데 있어 사람들이 건강한 생활 습관을 실천해 나가는 것이 중요합니다. 어떤 이유로 인해 건강한 생활습관을 누리지 못한 사람이 있다면 그것을 개선할 수 있는 상황과 환경을 만들어 낼 필요도 있습니다.

인터뷰

> 일본에서도 산관학 참가에 의한 국제적으로 연계된 플랫폼의 구축이 필요합니다. 그리고 고령화 최선진국으로서 정부·자치체나 민간기업의 대처를 포함한 대응 사례를 국내외로 소개·공유, 전파하여 앞으로 고령화가 급속히 진행될 아시아 국가들과 서로 연계하는 노력이 필요합니다.

치매의 조기발견에 관해서 특히 의료 측면에서는 무엇이 중요하다고 생각하십니까?

일본이나 영국에서 이루어지고 있는 치매 서포터[23] (영국은 dementia friends)를 양성하여 지역사회와 조직 내에서 치매에 대한 기초지식을 가지고 당사자와 가족의 버팀목이 되는 인재가 많이 생겨나는 것은 중요합니다. 일본에는 약 880만명[24]의 치매 서포터가 존재하며 전 세계로부터 주목 받고 있습니다.

치매 조기진단에 관해서는 주치의 역할과 의료 직종 간 역할 분담이 중요하다고 생각합니다. 현재 일본에서는 종래 전문의 지향에 따라 각종 전문의가 증가하고 있습니다. 그러나 예를 들어, 당뇨병 환자는 반드시 당뇨병 전문의한테 진단을 받을 필요는 없습니다. 치매의 발견 및 진단도 당사자와 가족이 이상을 느꼈을 때 주치의가 첫 번째 문지기(gatekeeper)로서 환자와 전문의 사이의 연계를 도와주는 것이 중요합니다.

국민의료비 40조엔[25](2014년도 기준)을 초과한 지금 주치의의 존재는 이전보다 더욱 더 중요해지고 있습니다. 주치의를 통해 전문의와 지역의 환자를 연결해 주는 것이 중요합니다. 따라서 여러 진료과에서 진찰을 받는 것 등, 의료비 낭비를 사전에 방지할 수 있습니다. 일본 의료는 진찰 받고자 하는 의료기관을 자유롭게 선택할 수 있는 자유방문 제도(free access) 구조를 갖고 있기 때문에 가벼운 병이라도 대학병원을 비롯한 대형병원을 찾아가는 경향이 있습니다. 대학병원 등에서는 외래환자가 쏠리고, 또한 입원환자와 응급의료 대응도 함께 해야 함으로써 의사의 과중 노동 부담이 더욱 더 심각해집니다. 주치의의 존재는 대학병원의 환자 쏠림 현상 완화에도 이어집니다.

치매의 조기발견 및 진단이나 사후관리 및 서포트에 관해서도 주치의와 전문의의 역할 분담을 명확히 하고 각각 일하기 쉬운 환경을 조성하는 것이 중요합니다.

WDC의 하나의 기둥은 Research(연구), Open Science(열린 과학), Big data(고급 데이터 분석)입니다. 치매 분야의 에비던스(과학적 근거)를 끌어내는 것에 대한 중요성에 대해 어떻게 생각하십니까?

의료분야, 공중보건분야에 관계없이 근거의 공유가 가능한 플랫폼 형성이 중요합니다. 근거가 나오면 검증하고, 연구「실마리」를 연구자와 관계기관에서 즉시 공유하는 것이 중요합니다. 치매는 특히 정보를 공유해 연계한 대책 및 개발의 추진이 필요하지만 지식 공유가 가능한 시스템이 부족하므로 하나의 연구

인터뷰

성과를 다음 단계로 국경을 넘어 공유하는 것이 중요합니다.

예를 들어 유럽에는 EPAD(European Prevention of Alzheimer's Dementia Consortium) 이라는 프로젝트가 있으며 제약기업, 정부, 연구기관 등이 협력해서 알츠하이머병이나 치매 치험을 위한 플랫폼을 형성하고 있습니다. 그 외에도 IMI(Innovative Medicines Initiative)라는 자금제공 메커니즘과 의약품 연구개발 등을 위한 관민연계 플랫폼이 형성되고 있습니다.

이러한 맥락에서 연구 및 개발에 필요한 데이터베이스를 구축하고 우선순위에 따라 연구개발에 필요한 자금 제공이 가능한 체제를 구성하고 있습니다. 일본에서도 이렇게 산관학 참가를 통한 국제적으로 연계된 플랫폼 구축이 필요하다고 생각합니다. 그리고 고령화 최선진국 으로서 민간기업의 대처를 포함한 대응 사례를 소개·공유, 전파하고 앞으로 고령화가 급속히 진행되는 아시아 국가들과 연계하는 노력이 필요할 것이라고 생각합니다.

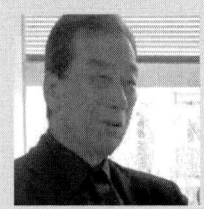

약력 : 쿠로카와 키요시(M.D., Ph.D.)

도쿄대학 의학부 졸업. 의학 박사. 1969년 도미, 1979년 UCLA 내과 교수. 1983년 귀국 후, 도쿄대학 내과 교수, 토카이대학 의학 부장, 일본학술회의 회장, 내각부 종합과학기술회의의원(2003~06년), 내각특별고문(2006~08년), WHO위원 (2005 ~09년)등을 역임.

국제과학자연합체 임원 등 폭넓은 분야에서 활약. 국회 후쿠시마핵발사고 조사위원회 위원장 (2011년 12월 ~2012년 7월)을 맡고 그 활동에 대해 AAAS Scientific Freedom and Responsibility Award 수상(2012년), 잡지 Foreign Policy 100 Top Global Thinkers of 2012에 선출됨. 현재 MIT, 컬럼비아대학 객원연구원. GHIT Fund의 의장 및 대표. 영국정부 World Dementia Council 회원.

Ⅱ 인터뷰

참고문헌

10. 총무성 통계국 "인구추계(헤이세이 28년 10월 1일 기준)-전국:연령(各歲), 남녀별 인구·도도부현:연령(5세계급), 남녀별 인구-" http://www.stat.go.jp/data/jinsui/2016np/index.htm

11. 내각부 "헤이세이 28년판 고령사회 백서"
    http://www8.cao.go.jp/kourei/whitepaper/w2016/html/zenbun/s1_1_1.html

12. 국립사회보장·인구문제연구소 "일본 장래 추계인구(헤이세이 24년 1월 추계)"에서 산출 http://www.ipss.go.jp/syoushika/tohkei/newest04/sh2401smm.html

13. 내각부 "국민경제계산(GDP통계)" http://www.esri.cao.go.jp/jp/sna/menu.html

14. 후생노동성 "헤이세이 26년도 개호보험사업상황보고(연보)"
    http://www.mhlw.go.jp/topics/kaigo/osirase/jigyo/14/index.html

15. 케이오대학 "치매 사회적 비용 추계" https://www.keio.ac.jp/ja/press_release/2015/osa3qr000000wfwb-att/20150529_02.pdf

16. 후생노동성 "헤이세이 25년 국민생활기초조사 개황"
    http://www.mhlw.go.jp/toukei/saikin/hw/k-tyosa/k-tyosa13/dl/16.pdf

17. 후생노동성 "제19회 새로운 지역정신보건의료체제 구축을 위한 검토팀 朝田구성원 제출 자료"
    http://www.mhlw.go.jp/stf/shingi/2r9852000001kmqo-att/2r9852000001kxx1.pdf

18. 후생노동성 "헤이세이 27년 간이생명표 개황"
    http://www.mhlw.go.jp/toukei/saikin/hw/life/life15/dl/life15-02.pdf

19. OECD(OECD Health Statistics 2016, Health expenditure and financing, Per capita, current prices):
    http://stats.oecd.org/index.aspx?DataSetCode=SHA

20. 내각부 "헤이세이 28년판 고령사회 백서"
    http://www8.cao.go.jp/kourei/whitepaper/w-2016/zenbun/28pdf_index.html;
    http://www8.cao.go.jp/kourei/whitepaper/w-2016/html/zenbun/s1_1_5.html

21. 내각부 "헤이세이 28년판 고령사회 백서"
    http://www8.cao.go.jp/kourei/whitepaper/w-2016/zenbun/28pdf_index.html;
    http://www8.cao.go.jp/kourei/whitepaper/w-2016/html/zenbun/s1_1_5.html

22. 鎭守의 森와 지역커뮤니티, 그리고 현대사회와의 새로운 관계를 생각하는 鎭守의 森 커뮤니티 연구소 소장
    http://kokoro.kyoto-u.ac.jp/jp/staff/2016/04/post_80.html

23. 후생노동성 "치매 서포터"
    http://www.mhlw.go.jp/stf/seisakunitsuite/bunya/0000089508.html

24. 치매 서포터 캐러밴
    http://www.caravanmate.com/

25. 후생노동성 "헤이세이 26년도 국민의료비 개황"
    http://www.mhlw.go.jp/toukei/saikin/hw/k-iryohi/14/index.html

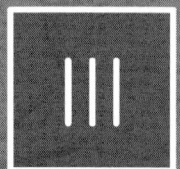

문헌리뷰

1. 치매 진단과 발견에 관한 저해·촉진 요인
2. 치매 조기발견 및 진단에 관한 학회지에 기재된 개입 사례

Ⅲ 문헌리뷰 1

1. 치매 진단과 발견에 관한 저해·촉진 요인

요지

과거 반세기에 걸쳐 국제보건의 동향은 감염증에서 치매를 비롯한 만성질환 예방, 발견 및 통제로 이행해 왔다. 세계 알츠하이머 보고서에 따르면, 치매 환자수는 2030년까지 6,600만명, 2050년까지 1억 1,500만명에 달할 것으로 예측된다[1]. 치매는 경과와 동시에 환자의 인지능력 저하, 건강 및 QOL(Quality of Life)에 큰 영향을 미친다. 또한 치매가 초래하는 쇠약 증상은 간병인과 환자 가족에게 커다란 부담을 준다[1].

III 문헌리뷰 1
요지

최근 관련 문헌에서는 치매 선별검사에 의한 조기발견이 환자의 건강을 향상시키고 간병인의 부담을 감소시킨다고 밝혔다.

적절한 조기발견은 환자와 간병인이 치매와 관련된 자원을 활용하여 보다 더 발전적인 케어를 위한 계획을 세우고 적절한 의료서비스 접근을 가능하게 한다[2)-5)]. 그러나 기존 문헌에서는 치매 기준을 충족시키는 사람 중 대부분이 적절한 진단을 받지 못하고 있음을 시사한다[6)]. 이 배경을 가지고 본 리뷰 중의 첫 번째 연구과제로서 i)일반시민 및 환자, ii)간병인, iii)의료종사자의 세 그룹 각각에 대해 "치매(알츠하이머병 포함)의 조기발견 및 조기진단의 저해·촉진 요인이 무엇인가?"를 설정했다.

이 첫 번째 연구과제에 답변하기 위해 맥켄글로벌헬스 및 하버드대학 연구자는 광범위한 문헌리뷰를 실시했다. 문헌리뷰에는 2016년 10월 1일까지 PubMed, Embase, Web of Science에서 공개된 사독된 논문이 포함되며 "치매" "진단" "선별검사" "발견" "저해요인" "촉진요인" 이라는 키워드에 따른 검색이 이루어졌다. 또한 세 가지 데이터베이스에 더해 일반적 검색엔진인 Google 검색 기능을 사용한 문헌검색이 이루어졌다. 그 결과 첫 번째 연구과제와 관련된 총 135편의 논문(일반시민 및 환자 81편, 개호자 45편, 의료종사자 41편. 중복이 있으므로 총 135편)이 선정되었다.

이들 논문의 상세한 검토를 바탕으로 i)일반시민 및 환자의 치매 선별검사·진단 테스트를 받는 것에 대한 저해요인으로서 "치매의 증상·위험요인·활용 가능한 치매 치료나 서포트에 관한 지식과 인식 부족", "치매 증상이나 치매 선별검사 결과에 대한 부인, 부정적 감정, 의심", "치매에 대한 사회적 편견", "환자의 생활자립 유지를 원하는 마음", "의료서비스 접근성 문제", "언어 능력, 건강정보이해능력(건강 유지에 필요한 정보 취득과 구사 능력)의 부족", "의료종사자와의 희박한 관계성", "사회적 지원의 부족", "낮은 사회경제적 요인(소득, 교육 수준)", "건강 상태 악화와 치매 외 병상"을 들었다.

이어서 ii)간병인의 치매 선별검사 및 진단 테스트를 받는 것에 대한 저해요인으로서 "치매의 증상, 위험요인, 심각성, 감수성, 치료에 대한 이점, 가령에 관한 지식과 인식 부족", "치매·치매 선별검사·개호 부담에 대한 태도 (부정적 감정)", "의료서비스 접근성 문제", 치매에 대한 사회적 편견", "환자 및 간병인과 사회 간의 희박한 연계성"을 들었다.

또한 iii)의료종사자의 치매 선별검사 및 진단 테스트 시행에 대한 저해요인으로서 "지식과 인식 부족 (치매에 대한 일반적인 이해 및 지식 부족, 치매에 관한 교육과 훈련 부족, 치매 증상의 특정에 대한 어려움과 진단의 불확실성, 자신감과 자기효능감 부족)", "태도(진단 개시에 대한 책임 부담, 치료에 대한 의심, 예상되는 의료종사자의 개호부담에 대한 낮은 동기부여)", "치매, 선별검사, 진단, 정부의 정책에 대한 부정적 인식", "적절한 의료서비스 제공에 필요한 시간, 비용, 수단의 부족"을 들었다.

III 문헌리뷰 1
요지

본 리뷰의 결과를 통해 치매 선별검사 및 진단 테스트의 촉진을 목적으로 한 정책과 개입을 검토할 때 앞서 기술한 요인을 고려할 중요성이 시사되었다.

참고문헌

1. Batsch NL, Mittelman MS. World Alzheimer Report 2012. Overcoming the Stigma of Dementia Alzheimer's Disease International(ADI), London; 2012 Accessed May. 2015;5.
2. Bradford A, Upchurch C, Bass D, et al. Knowledge of documented dementia diagnosis and treatment in veterans and their caregivers. American journal of Alzheimer's disease and other dementias. 2011;26(2):127-133.
3. Dubois B, Padovani A, Scheltens P, Rossi A, Dell'Agnello G. Timely Diagnosis for Alzheimer's Disease: A Literature Review on Benefits and Challenges. Journal of Alzheimer's disease : JAD. 2015;49(3):617-631.
4. Bunn F, Goodman C, Sworn K, et al. Psychosocial Factors That Shape Patient and Carer Experiences of Dementia Diagnosis and Treatment: A Systematic Review of Qualitative Studies. PLoS medicine. 2012;9(10).
5. Boise L, Camicioli R, Morgan DL, Rose JH, Congleton L. Diagnosing dementia: perspectives of primary care physicians. The Gerontologist. 1999;39(4):457-464.
6. Martin S, Kelly S, Khan A, et al. Attitudes and preferences towards screening for dementia: a systematic review of the literature. BMC geriatrics. 2015;15:66.

Ⅲ 문헌리뷰 1

본문

a. 머리말

b. 조사방법

c. 이론적 틀

d. 일반시민 및 환자의 치매 조기발견 및 조기진단의 저해·촉진요인

e. 간병인의 치매 선별검사 및 진단의 저해·촉진요인

f. 의료종사자의 치매 선별검사 및 진단의 저해요인

g. 고찰

h. 결론

Ⅲ 문헌리뷰 1

a. 머리말

과거 반세기에 국제보건의 동향은 감염증에서 치매를 비롯한 만성질환 예방, 발견 및 감소로 변해왔다. 세계 알츠하이머 보고서에 따르면 치매 환자수는 2030년까지 6,600만명, 2050년까지 1억 1,500만명에 달할 것으로 예측된다[1]. 치매는 알츠하이머형치매, 레비소체형치매, 전두측두형치매 및 혈관성치매 등 신경변성 질환군에 속하며 기억, 실행기능, 언어능력 및 기타 영역을 포함한 인지기능의 중대한 장애로 자리매김 하였다[2-5]. 치매는 경과와 동시에 환자의 인지능력 저하, 건강 및 QOL(Quality of Life)에 큰 영향을 미친다. 또한 치매가 초래하는 쇠약 증상은 간병인과 환자 가족에게 커다란 부담을 준다[1]. 그러나 이러한 개호 부담은 치매 조기발견 및 조기진단을 통해 경감할 수 있다.

최근 축적된 연구는 치매 선별검사 및 조기진단의 중요성에 대해 언급하고 있다[3-7]. 치매 선별검사는 치매 발견과 진단 테스트를 받는 기회의 제공, 조기진단과 이차적인 인지기능 장애 예방을 위한 대책 수립을 가능하게 한다[3,8]. 또한 치매의 조기발견은 질병의 진행을 늦추고 삶의 질(이하 QOL), 사회적 서포트로의 접근성 향상과 같은 관점에서 중요하다. 예를 들어, 선행연구에 따르면 치매의 조기발견에 의해 조기치료가 가능하게 되며 질병 진행을 늦추고 회복률을 높일 수 있다고 밝혀졌다[4-6]. 또한 조기발견에 의해 환자와 가족을 포함한 간병인은 보다 질 높은 치료와 서포트에 필요한 자원을 찾을 수 있게 된다[5]. 또한 조기발견 후에 조기개입을 한 경우, 환자나 가족을 포함한 간병인 모두의 QOL 향상이 가능해진다[6,7,9].

치매의 조기발견 및 조기진단에는 큰 이점이 있음에도 불구하고 기존 문헌에 따르면 치매 진단기준에 부합되는 사람들이 치매가 진행될 때까지 진단 검사를 받지 않은 것으로 보고되고 있다[2,6]. 예를 들어, 영국에서는 치매 진단기준 충족자 중 약 45%에 해당하는 많은 사람들이 치매 진단을 받지 않고 있는 것으로 보고된 바 있다[2]. 이처럼 증가하는 치매 환자에 대한 의료의 필요성과 놀랄 만큼 많은 치매에 대한 올바른 진단을 받지 못하고 있는 환자 간 격차를 감안해보면 일반시민 및 환자, 간병인, 의료종사자에 있어서 치매의 조기발견 및 조기진단의 저해, 촉진요인의 명시는 치매 선별검사 및 조기진단 촉진을 위한 효과적인 전략 책정에 있어 중요하다.

따라서 문헌리뷰1에서는 기존 연구의 광범위한 리뷰를 통한 치매 선별검사와 치매 진단의 저해, 촉진요인의 특정을 목적으로 했다.

Ⅲ 문헌리뷰 1

a. 머리말

연구과제 1 :

i) 일반시민 및 환자

ii) 간병인

iii) 의료종사자에 있어서의 치매(알츠하이머병 포함) 의 조기발견과 조기진단 저해, 촉진 요인이 무엇인가

… III 문헌리뷰 1

b. 조사방법

연구과제1에 응하기 위해 1) 의료·공중보건 및 심리계 데이터베이스인 PubMed, Embase 및 Web of Science을 이용했고, 1981년 1월부터 2016년 10월 사이에 출판된 관련 연구(영문)에 대한 광범위한 문헌 검색, 2) 3명의 조사원에 의한 독립된 선별검사를 가지고 2단계로 문헌을 지정했다.

PubMed 검색은 미국국립의학도서관이 정한 생명과학 용어집(시소러스) MeSH (Medical Subject Headings) 을 사용했다. 또한 키워드에 대해 적어도 하나의 섹션에 대해 이하의 하나를 포함한 것을 검색 대상으로 했다.

> 섹션1: dementia OR Alzheimer AND 섹션2: diag- nosis, mass screening test, detection, OR recognition AND 섹션3: communication barriers, patient acceptance of health care, barrier, facilitator, OR health knowledge, attitudes & practice
> 검색식 1 :
> ("Dementia"[mesh] OR alzheimer*[tiab] OR demen- tia*[tiab]) AND ("Diagnosis"[Mesh] OR "diagnosis"[- Subheading] OR "Mass Screening"[Mesh] OR diagnos*[- tiab] OR screen*[tiab] OR testing[tiab] OR tested[tiab] OR test[tiab] OR detection[tiab] OR recognition[tiab]) AND ("Communication Barriers"[mesh] OR "Patient Acceptance of Health Care"[mesh] OR "Health Knowledge, Attitudes, Practice"[mesh] OR (barrier*[tiab] NOT blood brain[tw])OR facilitator*[tiab])

이어서 Embase 검색에서 동 데이터베이스에서 사용되는 Emtree(계층구조를 가진 통제 색인용어사전)을 이용하여 적어도 하나의 섹션에 대해 이하 하나의 Emtree 용어, 혹은 키워드를 포함한 것을 검색 대상으로 했다.

> 섹션 1: dementia OR Alzheimer AND 섹션 2: diagnosis, screening, detection, test, OR recognition AND 섹션 3: communication barriers, patient attitudes, attitude to illness, patient acceptance of health care, barri- er, facilitator, OR health knowledge, attitudes & practice 검색식 2 :
> ('dementia'/exp OR 'dementia' OR alzheimer*:ab,ti OR dementia:ab,ti AND [embase]/lim) AND ('diagnosis'/ exp OR diagnosis:ab,ti OR 'mass screening'/exp OR screen*:ab,ti OR test*:ab,ti OR detection*:ab,ti OR recog- nition*:ab,ti AND [embase]/lim) AND ('communication barriers':ab,ti OR 'patient attitude'/exp OR 'attitude to illness'/exp OR 'attitude to mental illness'/exp OR 'atti- tude'/exp OR 'patient acceptance of health care':ab,ti OR 'professional practice'/exp OR 'health knowledge, attitude, practice':ab,ti OR facilitator*:ab,ti OR(barrier*:ab,ti NOT 'blood brain':ab,ti,de)AND [embase]/lim)

마지막으로 Web of Science에 관해서는 다음 중 적어도 하나의 섹션에 대해 이하 한 가지 키워드를 포함한 것을 검색 대상으로 했다.

> 섹션 1: dementia OR Alzheimer AND 섹션 2: diagnosis, screening, detection, test, OR recognition AND 섹션 3: barrier, facilitator, challenge, attitude, OR enabler
> 검색식 3 :
> TS=("alzheimer*" OR "dementia*")AND TS=(("diag- nosis*" OR "screen*" OR "test" OR "detection" OR "recognition")NEAR/4("barrier*" OR "facilitator*" OR "challenge*" OR "attitude*" OR "enabler*"))

이상의 과정을 거쳐 PubMed에서 1,537편, Embase에서 3,322편, Web of Science에서 279편의 연구가 추출되었다. Web of Science에 관해서는 동 데이터베이스 검색 정도 향상을 위한 기능인 "NEAR" 기능을 사용했으므로 추출된 문헌수가 PubMed나 Embase 보다 적었다. 3가지 데이터베이스에 더해 일반적 검색 엔진인 Google 검색 기능을 이용한 문헌 검색을 실시했다. 그 후 3명의 조사원이 각각 본 연구과제에 관련이 있다고 판단한 것을 추출하여 정합성을 확인했다.

III 문헌리뷰 1
b. 조사방법

이상의 과정을 거친 후 총 135편의 연구(81편의 일반 시민 및 환자, 45편의 간병인, 41편 의료 종사자)가 연구과제 1에 관련된 논문으로서 추출되었다 (중복이 있으므로 총 135편). 이들 문헌을 리뷰1에 포함하는 것으로 한다.

도표1. 문헌 선택 프로세스

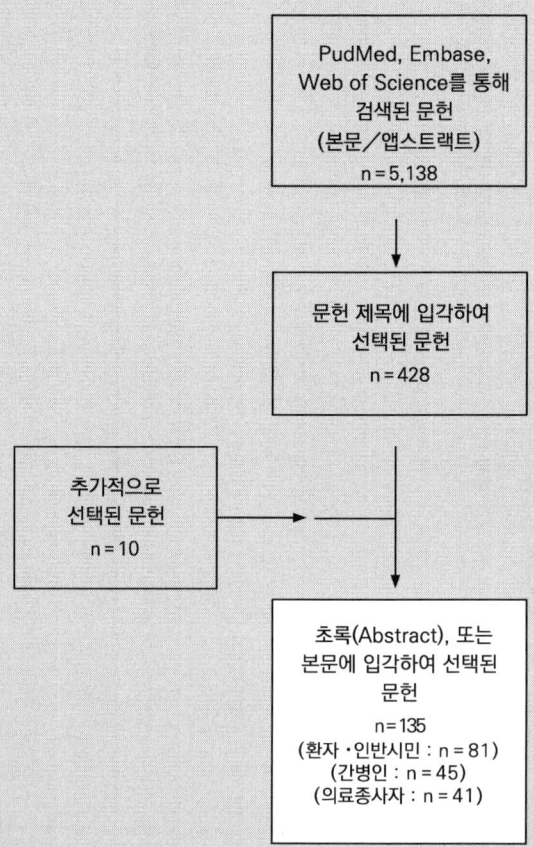

III 문헌리뷰 1

c. 이론적 틀

문헌은 Andersen의 의료서비스 이용의 행동모델 (Andersen Healthcare Utilization Model)을 근거로 평가했다[10),11)]. 이 의료서비스 이용의 행동모델은 개인의 의료서비스 이용을 결정짓는 개인, 개인 간 및 사회적, 구조적 요인에 대해 언급하고 있다[10),11)]. 본 모델에는 3가지 주요 요인이 존재한다. 즉, 1)소인, 2)이용촉진 요인, 3)니즈 요인이다[10),11)]. 첫 번째 소인에는 연령, 인종, 가족구성, 교육, 직업, 건강에 대한 신념 등을 비롯한 속성 요인을 포함한다[10),11)].

두 번째로 이용촉진 요인이란 가족의 서포트, 의료 보험 유무, 지역자원(예:지역의 충분한 1차의료나 의료자원의 존재)을 포함한다. 마지막으로 니즈 요인이란 개인의 지각된 혹은 실제 의료서비스에 대한 니즈에 초점을 두고 있다. 또한 Andersen의 행동모델은 다양한 수준의 요인으로 구성된 "환경 요인"의 영향에 대해서도 언급하고 있다[10, 11)]. 리뷰 문헌에서 얻은 지식은 이 행동모델 및 상기 요인을 근거로 하여 정리·평가했다.

III 문헌리뷰 1

d. 일반시민 및 환자의 치매 조기발견 및 조기진단의 저해·촉진요인

일반시민 및 잠재 환자의 치매 선별검사 및 진단의 주요 요소로 다음과 같은 것을 들 수 있다.

1. 치매의 증상, 위험요인, 활용 가능한 치매 치료와 서포트에 관한 지식 및 인식 부족
2. 치매 및 치매 선별검사에 대한 부인, 부정적 감정, 의심
3. 사회적 편견
4. 환자의 자주성
5. 의료서비스 접근성 문제: 물리적 거리, 교통수단, 경제적 문제, 보험적용 범위, 의료의 질, 정보, 교육
6. 커뮤니케이션: 언어, 건강정보 이해능력, 의료종사자와의 관계성
7. 사회적 지원
8. 사회경제적 요인
9. 건강상태나 병상여부

각 요인에 대한 해설은 다음과 같다.

1. Lack of Knowledge and Awareness 지식 및 인식 부족

33편의 연구가 지식과 인식 부족으로 인한 치매의 조기발견 및 조기진단에 미치는 영향에 대해 언급하고 있다.

여기서 말하고자 하는 지식과 인식의 범위는 "치매 증상", "치매 선별검사", "치매 조기발견의 이점", "치매 진단", "치매 치료", "치매에 대한 예후", "활용 가능한 치매에 대한 치료와 서포트"를 말한다.

치매에 관한 지식과 인식 부족에 관해서 주목해야 할 점은 "치매 증상은 가령(加齡)으로 인해 나타나는 불가피한 과정"이라는 선입견이다. 즉 "치매 증상은 일반적인 가령 과정일 뿐이지 병은 아니다"라는 지식 부족으로 인한 잘못된 인식이 치매의 조기발견 및 조기진단의 지연을 초래하는 것이다.

11편의 연구는 치매 조기발견을 저해시키는 가장 큰 원인 중 하나로서 환자의 치매 증상에 관한 인식 부족을 보고하고 있다. 주목해야 할 점은 "치매 증상이 정상적인 가령에 수반된다는 잘못된 인식"은 치매 조기발견 및 조기진단에 지장을 주는 저해 요인으로서 전세계에서 보고되고 있다는 점이며 아시아 국가의 일반시민(예:일본, 인도)[12),13)], 아시아계 이민인 미국인(일본계, 중국계, 한국계)[14)15)], 히스패닉계 미국인[16)], 유럽국가 일반시민[17)-20)], 아프리카인(나이제리아 커뮤니티 리더나 탄자니아의 고령자)[21),22)] 등을 비롯한 지역에 대해 보고된 바 있다. 예를 들어 영국의 18~83세를 대상으로 한 조사에 따르면 기억장애는 나이가 들수록 발생할 것이라는 선입견이 적절한 질환 진단을 저해한다는 보고가 있으며 이러한

문헌리뷰 1
d. 일반시민 및 환자의 치매 조기발견 및 조기 진단의 저해·촉진요인

인식은 아시아계 미국인에서도 동일하게 증상의 부인과 관련이 있다고 알려지고 있다[14]. 또한 다른 연구에서는 이러한 오해는 기억 장애를 가진 환자가 적절한 "도움을 요청하는 행동"을 일으키는데 있어 방해가 된다고 보고되고 있다[18].

또한 일부 연구에서는 치매의 위험요인이나 선별검사 및 조기발견의 이점에 대한 지식과 인식 부족은 환자가 치매 선별검사 등을 비롯한 행동을 취하는데 있어 저해요인이 된다고 기술하고 있다[2),3),23)-29)]. 예를 들어 일본의 고령자 (평균 75.8세)를 대상으로 한 6개월에 걸친 추적조사에 따르면, 인지기능 장애에 관한 선별검사를 받고자 하는 행동 의도가 있는 자가 가장 검사를 받기 쉽다는 사실이 밝혀졌다[3]. 또한 동 연구에서는 인지기능장애에 관한 선별검사 의도의 유무에 영향을 미치는 요인으로서 검사를 받는 것에 대한 이점에 대한 인식과 치매 선별검사 참여에 대한 물리적 장애 (금전적, 접근성 등)에 관한 인식, 치매의 감수성에 관한 인식이 제시되었다[3]. 호주의 한 연구에서는 선별검사 전반에 대한 긍정적 태도는 알츠하이머형 치매 선별검사에 대한 긍정적인 태도와 관련이 있다는 것이 밝혀졌다[30]. 또한 흥미롭게도 호주의 일반 내과의 비교적 교육수준이 낮은(10년 이하 학교교육) 환자를 대상으로 한 횡단조사연구에 따르면, 알츠하이머형 치매 위험요인에 대한 인식이 높아질수록 진단 테스트를 받고자 하는 의도가 약해질 것으로 나타났다.[30]

증상, 진단, 예후, 원인 등 전체적인 치매에 관한 지식도 또한, 선별검사나 진단을 환자에게 재촉하는데 중요한 요소이다[26), 31)-38)]. 예를 들어 치매에 관한 지식이 많을수록 치매 조기발견에 대한 의심이 약해질 수 있다는 것이 독일의 조사를 통해 밝혀졌다[31]. 또한 아일랜드 조사에 따르면 지역에서 생활하는 고령자에 있어서 치매에 관한 지식이 풍부할수록 조기진단 및 치료에 대한 욕구가 강해질 것으로 보고된 바 있다[32]. 또한 치매와 관련된 활용 가능한 의료서비스 및 서포트에 관한 지식과 인식도 일반시민의 기억장애나 치매 선별검사 및 치매 조기발견 촉진에 중요한 영향을 미친다[8),18),39)-41)]. 런던 교외 거주자를 대상으로 한 영국의 질적 조사에 따르면 자신이 어떤 자원과 의료서비스에 접근 가능한지에 대한 지식 부족은 사람들이 치매 치료를 요구하는데 있어 저해 요인이 될 수 있다[18]. 또한 동 연구에서는 치매 치료의 선택지에 관한 지식 부족은 치매 선별검사 및 진단 테스트를 받고자 하는 마음을 저하시킨다는 결과도 제시되고 있다.

2. Attitudes: Denial, Negative Emotions, and Skepticism
태도:부정, 부정적 감정, 의심

증상 치매의 증상 부인이나 의사나 의료기관에 의한 진단 거절[5),14),42)-45)], 치료의 선택지에 대한 의심[2),8),46)], 그리고 선별검사와 진단 테스트 및 결과 개시에 대한 부정적 감정 등의 태도가 치매 선별검사와 진단을 받는데 있어 일반 시민 및 환자에게는 저해 요인이 될 수 있다.

인식하고 있는 증상의 부인(치매 증상 가능성의 부정), 그리고 의료종사자에 의한 진찰 거절은 선별검사 및 진단을 받고자 하는 것에 대한 저해요인이다[5),14), 42)-45)]. 예를 들어 종합내과 의사를 대상으로 한 질적 연구에 따르면 환자의 증상 부인은 환자에게 가족이 없는 경우에서 더 많이 볼 수 있다고 한다[42]. 기존 연구에서는 무엇이 부인과 거절을 초래하는지에 대한 요소를 파악하는 것이 중요하다고 언급되고 있다.

어떤 아시아계 미국인을 대상으로 한 조사에 따르면 치매 증상은 일반적으로 가령 과정의 일부라는 인식이

문헌리뷰 1
d. 일반시민 및 환자의 치매 조기발견 및 조기 진단의 저해·촉진요인

증상의 부인에 이어진다고 보고되고 있다[14]. 또 다른 연구에서는 8헌팅턴병에 대한 유전자검사 결과의 부인이나 과소평가는 잠재적 위험에 대한 심리적 방위 기제에 의해 설명된다[43].

활용 가능한 치료 선택지에 대한 인식은 기억 장애와 치매에 관한 선별검사 및 진단 유무에 영향을 미치는 중요한 요소이다[2],[8],[46]. 예를 들어 Martin들(2015)에 의한 리뷰연구에 따르면 치료의 선택지 부족에 대한 인식이나 현재의 치료의 선택지가 효과적이지 않다는 불안감이 치매 선별검사를 받는데 있어 지장을 준다고 한다[8].

치매와 선별검사에 대한 감정은 치매 선별검사 여부에 영향을 미치는 요소로서 지적된 바 있다[47]-[50]. Manthorpe(2003)에 의한 질적 연구에 따르면 진단 결과가 환자에게 알려 질 때 뿐만 아니라 선별검사나 진단 테스트 경험 자체가 환자의 감정에 영향을 미친다고 한다. 저자는 치매 진단 후 환자의 "불안감"이나 "우울 증상"에 대해 지적한다. 또한 Turnbul(2003)들 연구에 따르면 알츠하이머형 치매를 부인하는 이유 중 하나는 이러한 부정적 감정으로 초래된다고 한다(치매로 진단되면 당황해버린다 등)[47]. 동일한 발견이 독일에서의 환자에 대한 헌팅턴병 예측 테스트를 통해 제시되고 있다[49].

나고야시에 거주하는 40세 이상 성인을 대상으로 한 조사에 따르면 2004년부터 2008년까지에 걸쳐 그 비중은 감소했으나 아직도 40% 사람들이 치매는 부끄러운 병이라고 인식하고 있다[51]. 일본의 다른 선행연구와 같이 [52] 젊은 세대에 비해 고령자(65세 이상)는 치매는 부끄러운 병이라고 생각하고 있는 사람이 많다[51].

50~69세 지역주민을 대상으로 한 혼합연구법(mixed method)에 의한 아일랜드 조사에서도 편견이 기억장애 수진행동과 선별검사의 저해요인이라고 보고되고 있다[32]. 또한 편견은 영국에 거주하는 아시아인이나[53]-[55], 아프리카계·카리비언계 그룹 등 [54],[55] 소수 그룹에 있어서[6] 특히 큰 장벽이 되어 있다는 질적 조사의 계통적 리뷰도 있다. 이러한 경향은 호주에 거주하는 아시아계 주민(연령층이 높은 중국인이나 베트남인)에서도 볼 수 있다[56]. 편견에 관한 중요한 것 중 하나는 편견이 치매 환자 개인에게 영향을 미칠 뿐만 아니라 가족 구성원에게도 수치심이나 명분을 잃게 하는 등의 감정을 일으키게 하여 사회적 고립의 원인이 될 수 있다는 점이다[56]. 한국계 미국인 사이에서도 알츠하이머형 치매는 정신이상 징후라는 강한 편견을 가진 사람이 많다[15].

3. Social Stigma
사회적 편견

치매에 대한 개인적·사회적 편견은 일반시민 및 환자의 진단 테스트나 치료에 대한 저해요인으로서 자주 제기된다. 진단 테스트 결과 개시 전부터 종종 환자는 치매에 대한 개인적·사회적 편견에서 오는 두려움을 경험하게 된다[48]. 특히 치매에 대한 편견은 일본 공중위생 분야에서의 큰 문제이다[51].

4. Autonomy
환자의 자주성

선행 연구에 따르면 환자의 자주성은 일반시민이나 환자에게 기억장애 및 치매 선별검사나 진단 테스트를 받는데 있어 영향을 미치는 것으로 제시되고 있다 [5],[6],[18], [28],[29],[57]-[61]. 특히 환자의 자주성과 관련된 두 가지 개념이 각각 선별검사와 진단 테스트에 영향을 미친다고 밝혀지고 있다.

문헌리뷰 1

d. 일반시민 및 환자의 치매 조기발견 및 조기 진단의 저해 ·촉진요인

환자의 자주성에 관한 첫번째 개념은 환자가 생활의 자립을 잃게 되는 것에 대한 불안감을 말한다. 10편의 연구가 일반시민 및 환자에 있어서 생활자립 유지, 또한 자신의 정체성을 잃는 것을 피하고자 하는 마음, 자제심 유지와 사회적 지위를 보호하고자 하는 의지를 가지게 되는 것은 치매 선별검사와 진단 테스트를 받고자 하는 의도를 저하시킨다고 보고된 바 있다[5),6),18),28),29),57)-61)]. 한 연구에 따르면 생활 자립을 잃는 것에 대한 예로서 집이나 운전면허 등의 취소, 노인시설 입주를 들고 있다. 이에 대한 두려움은 독일의 60-82세를 대상으로 한 치매 선별검사에 대한 중요한 저해요인으로서 보고되고 있다[57)]. 마찬가지로 영국에 거주하는 남아시아 그룹은 병원이나 노인시설에 수용되는 것에 대한 두려움과 사회나 가족 간 계급에서 자신의 지위를 유지하고자 하는 욕망이 기억 장애에 대한 선별검사를 받고자 하는 행동에 대한 저해 요인이 된다[18)]. 흥미롭게도 이와 같은 자주성의 개념은 문화에 따라 다르며 영국의 일차의료 진료소 환자는 미국의 일차의료 진료소 환자보다 더 생활의 자립을 잃게 되는 것에 대한 불안감이 크다고 알려지고 있다[29)].

환자의 자주성에 관한 두번째 개념은 일반시민이나 환자가 자신의 건강상태와 질환에 대한 알 권리를 말한다. 이 유형의 자주성에 관한 개념은 일반시민이나 환자에게 치매의 진단 테스트와 결과 공표를 촉진한다. 10편의 연구는 질환 위험요인 숙지와 불확실성을 감소시키고 미래의 계획수립에 대한 권리는 일반시민 및 환자의 치매 선별검사나 진단 테스트에 있어 촉진요인임을 보여주고 있다[43),46)-50),57),59),62),63)]. 예를 들어 현재의 건강·질환 상태 인지와 치료를 위한 준비는 진단 결과 공표를 촉진하는데 있어 중요한 역할을 지닌다[62)]. 치료 선택지 검토, 가족 문제와 거주지에 대한 니즈 해결, 법적·경제적 조정 등, 미래의 계획수립 능력을 보유할수록 보다 더 치매 진단 테스트를 받는 것이 용이해지며 진단 결과를 제대로 받아들일 수 있게 된다[47),59),63)].

5. Access: Geographic Distance, Transportation, Financial Issues, Insurance, Quality Healthcare Services, Resources, Information, and Education
의료서비스 접근성 문제 : 물리적 거리, 교통수단, 경제적 문제, 보험적용 범위, 의료의 질, 정보, 교육

선행 연구에 따르면 의료서비스에 대한 제한된 접근이 치매 선별검사와 진단 테스트의 저해요인이 되고 있음을 제시하고 있다. 여기서 "접근"이란 의료서비스를 받는데 필요한 물리적 거리와 교통수단[16),32),39),64)-67)], 환자나 가족이 마련 가능한 의료비 및 보험적용 범위[2),5),16),32),34), 61),66),68)-71)], 정보나 교육 프로그램 충실도[18),69),72)], 또한 질 높은 의료서비스 활용 가능 상황[73),74)]으로 정의된다.

Geographic distance
물리적 거리

의료서비스 이용을 위한 물리적 거리가 멀거나 적절한 교통수단 부족은 치매 선별검사와 진단 테스트를 받는데 있어 저해요인이다[16),32),39),64)-67)]. 예를 들어 Jorgensen들 (2015)은 덴마크에서 국가 등록 데이터를 사용한 65세 이상 고령자를 대상으로 한 조사에서 연령과 성별, 가구 구성원과 소득 등 사회경제적 요인을 조정한 해석을 통해 알츠하이머형 치매 진료소로의 물리적 거리가 멀어질수록 진단받기 어려워진다는

Ⅲ 문헌리뷰 1
d. 일반시민 및 환자의 치매 조기발견 및 조기 진단의 저해 ·촉진요인

결과를 밝혔다[64].

Financial issues
경제적 문제

선행연구에서는 경제적 어려움과 의료비에 대한 불안감, 진료보수제도의 한계 등이 치매 선별검사나 진단 테스트의 저해요인으로 제기되고 있다[2),5),16),32),34),61),66),68)-71)]. 또한 Martin 등(2015)에 따르면 제한된 범위 내 건강보험이나 여유 없는 경제 상황이 일반시민 및 환자에게 있어서 조기 치매 선별검사, 진단, 치료를 방해하는 큰 요인이라고 제시되고 있다[2].

Other access related issues
기타 접근성 문제

기타 접근성에 관한 문제는 치매의 조기발견 및 조기 진단에 관한 교육과 지원 프로그램으로의 접근[18),72)], 장기개호(역자 주: 개호는 한국의 요양의 개념임)를 위한 지역의 의료자원 접근[69], 소수 그룹에 대한 사회적 공정성[73),74)]의 부족이 포함된다. 예를 들어 Abner 들(2016)은 미국의 알츠하이머형 치매 및 관련 질환 진단율이 교외가 도시보다 11% (95% CI:9%-13%) 더 낮은 것을 제시하여 교외의 치매 조기발견 및 조기진단에 관한 적절한 교육과 지원 프로그램의 부족의 가능성을 지적하고 있다[72]. 또한 Stevnsborg 등(2016)은 덴마크 이민의 치매 환자가 덴마크에서 태어난 환자에 비해 치매 치료 수진율이 낮으며 노인홈 입주율도 낮다는 결과를 밝혔다[74].

6. Communication: Language, Health Literacy, and Communication with Healthcare Providers
커뮤니케이션: 언어, 건강정보이해능력, 의료종사자와의 관계성

선행 연구에서는 일반시민 및 환자의 치매 선별검사 ·진단 테스트의 저해요인으로서 커뮤니케이션과 관련된 요인, 예를 들어 언어 능력[2),13),14),16),18),39),75)-78)], 건강정보 이해능력(건강 유지에 필요한 정보 취득과 구사력)[56),75),79)-81)], 의료종사자와의 커뮤니케이션 부족을 들 수 있다. Martin등 (2015)이 실시한 계통적 리뷰에서도 치매 선별검사를 받는 과정에 있어 커뮤니케이션은 매우 중요하다고 보고되고 있다[2].

Language
언어

선행연구에서 특히 소수 그룹이나 이민의 적절한 언어 능력 부족이 치매 선별검사 및 진단 테스트의 감소 요인으로 제시되고 있다[14),16),18),39),76),78)]. 예를 들어 Mukadam등(2015)은 영국의 소수 민족 집단(남아시아계 등)에서 자신의 기억 문제를 명확하게 설명할 수 없는 것은 지원 요청 행동을 방해하는 것이라고 발견했다[18]. 또한 비슷한 사례가 일본계·중국계·한국계의 아시아계 미국인[14], 호주에 거주하는 중국계나 베트남계 배경을 가진 아시아인 이민[39], 네덜란드로 건너온 터키, 모로코, 수리남부터의 서양계가 아닌 이민[76], 미국의 고령 히스패닉[16] 에서도 보고되고 있다.

문헌리뷰 1

d. 일반시민 및 환자의 치매 조기발견 및 조기 진단의 저해·촉진요인

Health literacy
건강정보이해능력

또한 제한된 건강정보 이해능력도 일반시민이나 환자의 치매 선별검사 및 진단 테스트를 받는 것에 대한 유의한 저해요인이 된다[56),75),79)-81)]. 예를 들어 Lee등(2011)은 언어 능력에 더해 건강정보이해능력 수준이 낮으면 고령의 이민 집단의 신속한 치매 선별검사 및 진단 테스트에 지장이 간다고 지적한다. 이민 고령자는 많은 경우, 의료 종사자와의 커뮤니케이션에 있어 가족의 서포트를 필요로 한다[56)].

Cultural beliefs
문화적 신념

또한 Jones 등(2006)이 지적한 문화 차이에서 오는 신념의 차이도 간병인(의료종사자 포함)과의 커뮤니케이션 저해요인이 될 수 있다[14)]. 예를 들어 Jones 등(2006)은 일본계 미국인이 "의료종사자한테 너무 많은 질문은 하는 것은 실례가 되지 않을까"는 걱정 때문에 의료종사자한테 의료적 조언을 요청하는 것을 주저해버린다는 보고가 있는데, Jones 등은 이러한 태도는 "권위에 대한 과도한 존중"이라는 문화적 신념에서 초래되는 영향이라고 결론지었다[14)].

7. Social Support
사회적 지원

가족, 친구, 또는 의료종사자에 의한 치매 선별검사 및 진단 테스트에 대한 긍정적인 의견이나 검사 제안 등, 사회적 지원과 관련된 요소는 일반시민 및 환자 검사 촉진에 있어 유의미한 결정요인이다[32),36),77),82)-85)]. Devoy & Simpson 등(2016)이 아일랜드에서 실시한 Theory of Planned Behavior(TPB) 이론에 근거한 혼합 연구법에 의하면 가족, 친구, 동료, 간병인, 고용주 등 다양한 영향자로부터의 사회적 지원을 받는 사람일수록 50-69세 지역주민 95명의 치매 선별검사 및 조기 진단에 대한 행동 의도가 강해진다고 보고되었다[32)]. 특히 가족, 친구, 동료, 간병인의 치매 선별검사에 대한 긍정적인 의견은 환자의 치매 선별검사 및 진단 테스트를 받고자 하는 의도를 통계적 유의하게 강화시킨다. 한편 고용주, 고령자, 청소년에 의한 치매 선별검사에 대한 부정적 의견은 본인의 치매 선별검사 및 진단 테스트를 받고자 하는 의도를 약화시킨다[32)]. 아시아인 집단에 관해서도 Moon등(2016)은 한국의 65세 이상 고령자로 가족과의 교류, 공동생활이 치매의 조기 진단을 촉진한다고 보고하고 있다[82)]. 같은 발견은 미국의 여러 민족 집단에서도 밝혀지며 가족, 간병인, 사회복지사로부터의 검사 권유는 중국계·유럽계·아프리카계 미국인 집단에 있어서 치매 선별검사 및 진단 테스트 촉진에 중요한 역할을 지닐 것으로 지적된다[77),83),84)]. 나아가서 혼인 여부에 대해서도 치매에 관한 지식과 치매 선별검사 및 진단의 예측 인자로서 보고되고 있으며 이는 결혼생활을 하고 있는 경우, 배우자를 포함한 가족으로부터의 사회적 지원에 의한 영향을 시사한다[36),85)].

8. Sociodemographic Factors: Age and Socioeconomic Status
사회경제적 요인

선행문헌에 따르면 연령[25),63),82),86)]이나 사회경제적 요인[13),30),36),82)] (학력, 소득 수준 등)은 일반시민 및 환자의 치매 선별검사 및 치매의 신속한 진단과 관련이 있다고 한다.

문헌리뷰 1
d. 일반시민 및 환자의 치매 조기발견 및 조기 진단의 저해 ·촉진요인

Age
연령

연령과 치매 선별검사 및 진단과의 관련에 대해서는 혼재하는 결과가 보고되고 있다[25),63),82),86)]. 많은 연구에 따르면 가령은 치매의 조기 선별검사 및 조기 진단의 저해요인임이 제시되고 있다[25),63),82)]. Robinson 등(2014) 아일랜드 연구에 따르면 고령자(75세 이상)는 더 젊은 자(65-74세)보다 치매 진단이 지연될 경향이 있다는 것이 밝혀졌다[63)]. 또한 Fowler 등(2011)의 연구에서는 미국 프라이머리 케어 진료소 내원자 중 70세 이상은 65-69세 사람들보다 치매 선별검사를 거절하는 경향이 강했다[25)]. 아시아인 집단에 관해서는 Moon 등(2016)은 한국의 65세 이상 고령자에 대해 가령으로 인해 치매 진단이 지연되는 경향이 있다고 보고하고 있다[82)]. 그러나 이들 결과는 약년(65세 미만)에 치매를 발병한 자에게는 해당되지 않았다. Draper 등(2016) 연구에서는 호주의 약년(65세 미만)발병의 치매환자에서 증상 발병 연령이 젊을수록 병원에서의 상담, 치매 진단, 가족의 인지가 지연되는 경향을 볼 수 있었다[86)].

Socioeconomic status
사회경제적 요인

사회경제적 요인과 관련하여 학력은 호주의 알츠하이머형 치매 진단 테스트에 대한 낮은 동의율[30)], 한국의 65세 이상의 고령자의 치매 진단 지연[82)], 인도의 성인의 인지 기능장애 평가의 어려움과 연관이 있었다[13)]. Tan들(2012)은 싱가포르의 18세 이상 일반 시민에서 저소득자(2,500US 달러 미만)는 고소득자(2,500US 달러 이상)보다 치매에 대한 지식이 한정되어 있거나 부정적 태도를 취할 경향이 있다고 제시했다[36)].

Tan 등은 또한, 공공주택 거주자는 치매에 대한 적절한 인식(충분한 지식과 긍정적인 태도)을 덜 가지는 경향이 있다는 사실도 발견했다[36)].

9. Health & Disease Status
건강상태와 병상

선행연구에 따르면 우울증이나 기능장애, 치매의 한 종류를 동반하는 질병으로서 치매라는 질환에 대한 인식과 진단 지연과의 관련성이 보고되고 있다[85)-87)]. Draper 등 (2016)은 호주에서 약년성치매(역자 주: 약년성치매는 젊은치매의 뜻)를 발병한 환자 중 경도의 인지장애와 우울증이 치매 진단의 지연과 관련이 있었음을 제시했다[86)]. 또한 동일한 연구로 알츠하이머형치매 및 전두측두형치매 외 치매, 예를 들어, 혈관성치매, 헌팅턴병, 레비소체형치매, 알코올관련치매, 진행성 핵상성마비 등도 치매 진단의 지연과 관련이 있었다[86)]. 다른 연구에서는 예를 들어, 브라질의 치매환자에 있어서 기능장애가 치매 상태에 관한 인식 부족과 관련이 있는 것으로 나타났다[87)]. 또한 캐나다에서 치매 진단을 받은 자에 대해서는 기능장애가 치매 미진단과 관련되어 있다는 것도 제시되고 있다.

III 문헌리뷰 1

e. 간병인의 치매 선별검사 및 진단의 저해·촉진요인

치매 선별검사 및 진단 테스트의 저해·촉진 요인에 대해서 간병인 관점에 대한 리뷰가 이루어졌다. 본 리뷰에서는 간병인이란 치매환자 혹은 고령자를 서포트하는 가족, 친구, 친족으로 정의했다. 일반적으로 간병인과 주치의간 상담에는 1-2년 정도 기다리는 경향이 있었다[40]. 유럽 연구에 따르면 치매의 확정 진단은 간병인(혹은 의료서비스 제공자)이 먼저 개호 및 지원에 대한 상담을 시작해서부터 평균 20개월 후에 이루어진다고 보고되고 있다[40]. 이 격차를 어떻게 메우는지 이해하는 것은 치매 조기 발견 및 조기진단 촉진에 있어서 필수적이다.

간병인의 선별검사 및 조기진단의 주요 저해·촉진요인들

1. 치매 증상, 위험요인, 중대성, 감수성, 치료에 대한 이점, 가령에 관한 지식과 인식
2. 치매·치매 선별검사·개호부담에 대한 태도(부정적 감정)
3. 의료서비스 접근성에 관한 문제
4. 사회적 편견
5. 환자 및 간병인, 사회와의 유대 또한 이번의 리뷰는 이들 요인이 상호 관련되어 있음을 시사

1. Lack of Knowledge and Awareness
지식과 인식 부족

선행연구에서는 간병인의 지식과 인식 부족을 치매 선별검사 및 진단 테스트의 저해요인으로 보고하고 있다. 특히, 리뷰 문헌에서 다음과 같은 저해요인이 언급되었다.

- 치매 증상을 특정하는 능력 부족
- 치매에 관한 정보 부족
- 치매 선별검사에 대한 이점과 이용 가능성에 관한 정보 부족
- 치매 증상은 가령과 동반하여 자연스레 나타나는 것이다라는 그릇된 인식
- 치매에 걸리는 것에 대한 중대성·치매감수성에 관한 인식 부족

이들 저해요인은 질환관련 요인과 치료관련 요인의 두 가지로 구분된다.

Misunderstanding and misperception of dementia
사회경제적 요인

선행연구에 따르면 간병인이 치매(알츠하이머병 포함) 증상을 측정할 수 없는 것이 치매 선별검사 및 진단 테스트를 받고자 하는데 있어 큰 저해 요인인 것으로 특정되고 있다. 예를 들어, 어떤 연구에서는 간병인이 치매라는 말을 알고 있음에도 그 이상의 지식이 없기 때문에 치매 증상과 중증도를 특정 하는데

문헌리뷰 1
e. 간병인의 치매 선별검사 및 진단의 저해·촉진요인

있어 어려움이 있는 나머지 다른 질병과의 구별이 어렵다는 것이 제시되고 있다[88)-90]. 또한 다른 연구에서는 간병인은 환자의 인지기능 저하 혹은 행동변화가 더 이상 악화되지 않는 한 증상을 인식하지 못한다고 결론지었다[54),92)].

한편 간병인은 환자의 건망증이나 인지기능 저하와 같은 증상을 인식하고 있음에도 그 사실을 "통상적인 가령에 따른 증상이며 병이 아니다"는 생각을 갖게 되는 것이 치료와 개호의 개시 지연의 원인으로 제시된 연구도 있다[14),16),66),88),90),91),93)-95]. 이 잘못된 인식은 간병인의 문화적 배경에 의해 영향을 받는다[94]. 간병인은 환자의 지적 능력의 저하, 행동 및 성격의 변화[88]) 등, 보다 진행된 증상을 바로 눈앞에서 봐도 그것을 통상적인 가령에 따른 증상으로 인식함으로써 지원 요청이 지연 되는 것이다.

몇몇 연구에 따르면 앞서 기술한 치매에 대한 잘못된 인식은 치매라는 질환이 중대하지 않다는 인식과 크게 관련이 있는 것으로 보고되고 있다[14),17),93]. 예를 들어, 일반시민은 자신의 미래의 건강에 있어서 알츠하이머형 치매에 대한 우려를 갖고 있는 반면, 간병인은 치매보다 더 심각한 병은 암이나 관상동맥질환이라는 인식을 갖고 있다고 지적된다[17]. 나아가 영어에 관한 언어 능력이 제한되어 있는 커뮤니티에서 영어가 모국어가 아닌 간병인을 대상으로 한 연구에 따르면 환자들에게 있어서 보다 더 심각한 것은 가령에 따른 증상보다 가족 및 사회적 문제 (예:금전적 부담)라는 것이다[93]. 이러한 커뮤니티에서는 관련 정보와 자원 부족이 지원을 요청하는데 지연을 가져오게 될 가능성이 있다. 즉 치매에 관한 지식과 인식부족 뿐만 아니라 치매의 중대성에 대한 낮은 인식도 바로 간병인의 지원 요청 행동을 지연시킬 수 있다는 것이다. 간병인이 갖는 이러한 인식은 "현재화된 증상이 치매의 전조라고 생각하지 않음"으로써 환자에 대한 의료적 배려는 필요 없다는 생각을 간병인에게 주게 된다[14]. 또한, 일부 간병인은 건망증을 정신건강상의 문제 (스트레스, 우울증, 트라우마, 생활 곤란), 혹은 치료의 부작용으로 간주하게 되며 잘못된 이해를 하게 된다.[93]

이러한 여러 의견을 고려해보면 간병인이 치매의 중대성, 조기 발견 및 진단의 이점에 대해 충분히 이해할 수 있도록 치매라는 질환자체, 또한 치매가 간병인에게 끼치는 영향에 대한 지식 계발이 중요하다.

Perception about treatments
치료관련요인 : 치료에 대한 인식

간병인이 치매의 조기발견 및 조기진단의 이점을 인식하는 것은 치매 선별검사 및 조기진단을 촉진시킨다. 많은 경우, 간병인의 치매 치유 혹은 치료를 위한 방법이 없다는 생각[88),96),97]과 서양의학 치료는 효과적이지 않다는 생각[14]이 치매 선별검사 및 조기진단을 저해시킨다.

치료에 대한 신념은 문화적 신념으로부터 영향을 받는다. 예를 들어, 한 연구에서는 많은 일본계 미국인이 서양의학에 의한 치료는 효과적이지 않다는 생각을 갖고 있었다[14]. 이러한 아시아계 미국인 커뮤니티에서는 종종 민속적 지혜와 문화적 신화를 과학적 사실로 여기는 경향이 있다. 이러한 상황에서 간병인의 치료선택에 관한 지식과 인식 부족은 환자 상태의 인식에 관계없이 치매의 조기발견 및 조기진단을 지연시킨다. 또한 간병인이 평가하는 환자의 QOL이 높을수록 간병인이 환자의 치매를 인식하게 될 정도가 낮다고 한다[87]. 간병인에게는 환자가 개호를 필요로 하는 신호를 알아채고 적절한 대응이 요구되므로[7),77], 간병인에 대한 치료의 선택, 치료과정 및 치료의 유효성에 관한 정보

III 문헌리뷰 1
e. 간병인의 치매 선별검사 및 진단의 저해 · 촉진요인

제공은 환자와 간병인 모두의 아웃캠을 개선할 수 있는 가능성이 있다.

Potential facilitators
잠재적 촉진요인

많은 연구가 저해요인에 초점을 두는 반면 잠재적 촉진요인에 착목하는 연구도 있다. 예를 들어, 간병인과 관련되는 치매 선별검사 및 조기진단 촉진요인으로서 (병의 증상이) 무슨 일이 일어날지 숙지하고 있는 것[88], 질환 예후와 프로세스에 대한 지식 보유[48], 치매 증상 확인이 가능한 것[88], 양호한 치료 접근성[88],[95], 조기 치료에 의한 증상진행 억제[48],[98], 치매에 관한 교육 및 서포트의 이용[48],[98], 치료나 재활 등으로의 양호한 접근성[98], 간병인 변경이나 미래의 역할에 대한 환자의 동의[99], 현재 치매 증상에 영향을 미치는 다른 요인 배제[95], 간병인의 꼼꼼한 준비[66], 장래계획[48], 금전적 이점[2], 치료를 위한 법적 절차 마련[48], 유전상담 검토[48], 등을 들 수 있다.

2. Attitudes
치매 · 치매 선별검사 · 개호부담에 대한 태도

전체적으로 간병인의 부정적인 태도는 치매의 발견, 진단, 치료를 지연시키는 저해 요인이 된다. 이들 부정적 태도는 다음의 7가지로 분류된다.

Fear
두려움

선행연구에 따르면 간병인이 느끼는 두려움은 치매 진단의 지연과 유의미한 관계가 있었다[90]. 간병인이 느끼는 두려움에는 여러가지가 있으며 예를 들어, 환자를 일방적으로 평가하거나 차별하는 것[100], 환자에 대해서 평정을 잃거나 부도덕적 행동을 취하는 것[94], 진단자체[88]에 대한 것들이 속한다.

Worries
걱정

몇몇 연구에 따르면 걱정은 간병인에게 불안감을 주고 치매 진단을 지연시킨다는 결과를 보여준다[7]. 어떤 연구는 알츠하이머형 치매에 관한 개인적 경험(예를 들어, 가족이나 친한 친구가 알츠하이머형 치매 환자인 경우나 지인 중에 알츠하이머 형 치매를 앓는 간병인이 있는 경우)은 치매라는 질환[17], 간병인의 생활이나 가족의 반응[66], 치매 선별검사[28], 및 현재 치료(효과 및 부작용)[101]에 대한 걱정을 증대시킨다고 주장한다.

Denial
부인

많은 연구에 따르면 간병인은 치매를 인식하거나 수용하는 것에 대해 부정적이며 곤란을 일으키는 것으로 보고되고 있다. 이러한 감정적 곤란은 사랑하는 사람이 치매를 앓는 것에 대한 수용[90], 피하지 못한 인지 기능 저하 등의 증상 인식[44],[66], 알츠하이머형 치매에 대한 부인[102]을 동반하여 일어난다. 부인(Denial)은 간병인이 증상을 인식했을 때 가족들간에서 종종 벌어진다. 간병인은 치매 증상을 인식한 후 문제를 무시하고 "이는 가령에 따른 통상적 증상이다"와 같이 스스로를 타이르는 경우가 있다[14],[103]. 게다가 "알고 싶지 않다"는 감정으로부터 반응을 피하려고 하는 사례도 보고되고 있다[43],[65].

Distrust/doubt/low expectation about HCPs and treatment
불신감, 의심, 의료종사자 및 치료에 대한 낮은 기대치

간병인의 의료종사자 및 치료에 대한 태도도 간병인과 관련된 치매 선별검사 및 진단 테스트를 받는

III 문헌리뷰 1
e. 간병인의 치매 선별검사 및 진단의 저해 · 촉진요인

것에 대한 중요한 요인이다[40]. 몇몇 연구에서 간병인은 종종 의사, 그리고 의사의 기술에 대해 의심을 갖는 것으로 보고되고 있으며[93],[101], 특히 이 경향은 종합내과의사나 주치의의 전문성에 대해 현저하다[17],[88]. 이러한 불신감이나 의심은 대부분 과거에 개인적으로 경험한 의사에 대한 실망[88],[91]과 오진에 근거하고 있다[91]. 이러한 부정적 감정에는 "의료종사자가 알츠하이머형 치매 진단을 거절하고 있다"고 하는 간병인의 생각[88], 간병인과 의료종사자간의 "무엇을 할 수 있겠는가"에 대한 기대치 차이[93], 의료종사자의 부정적 의견과 조언[104], 의료기관을 통한 인종차별 등 편견에 관한 걱정 등이 있다. 차별에 대한 걱정은 인종, 민족 뿐만 아니라 사회경제적 요인(Socioeconomic Status:SES)과도 관련이 있다[77]. 간병인 중에는 알츠하이머형 치매 치료에 의심을 품고 치료가 환자에게 도움되어 있지 않다고 믿는 사람도 있다[105]. 간병인 행동은 정부의 알츠하이머형 치매에 대한 정책에 대한 부정적 시각에서도 영향을 받는다[101].

Concerns about care burden
개호부담에 대한 걱정

간병인이 안고 있는 개호부담에 대한 걱정은 치매 선별 검사와 조기진단의 지연을 초래한다[43],[97]. 이는 물리적 부담(시간 등)[106] 뿐만 아니라 감정적 부담을 포함한다[28]. 이러한 개호부담에 관한 걱정으로 인한 치매 선별검사 및 진단 테스트의 지연 정도는 간병인을 둘러싼 사회적 지원이나 가족의 역할, 이미 이루어져 있는 개호 상황에 의해서 영향을 받는다[106]. 경제적 문제(소득 등)나 직업에 관한 문제(고용 상실 등)에 관한 걱정도 개호부담에 대한 인식에 영향을 미친다[43],[91]. 한 연구에 따르면 간병인이 감정적 고통으로 인해 "우울증 상태"에 빠지게 되는 결과도 보고되고 있으며 이러한 간병인을 둘러싼 환경이 치매 선별검사를 받는데 있어 저해요인이 될 수 있다고 한다[28]. 전체적으로 간병인의 부담은 알츠하이머형 치매로 인해 초래되는 사회적 제한, 불안감, 치매에 대한 분노와 같은 부정적 태도가 강할수록 컸다[107]. 간병인은 환자와의 충돌, 의료종사자의 지원 부족[108], 불충분한 사회적 지원이 조기발견 및 조기진단을 지연시키는 이유라고 보고하고 있다[43].

Other family members' attitudes and thoughts
기타 가족의 태도와 생각

가족의 비협조적 태도[103], 문제의 중요성에 관한 간병인과의 의견 불일치는 종종 간병인이 도움을 요청하는데 있어 악영향을 미친다[95]. 왜냐하면 간병인은 가족에 대한 책임감 때문에 환자 행동에 대해 외부(의사 등)에게 도움을 요청하기 전에 먼저 가족 내에서 이야기를 나누는 것이 일반적이기 때문이다[91],[94].

Expectation for treatments
치료에 대한 기대

한편 치료에 대한 긍정적 견해는 치매 조기발견 및 조기 진단을 촉진한다. 빈번히 환자가 자신의 현황에 관한 평가(즉 진단 등)를 원하는 것은 병상 진행을 억제하기 위해 치료 및 개호를 요구하기 때문이다[93].

3. Access to healthcare
의료서비스 접근성에 관한 문제

의료서비스 및 치료로의 제한된 접근은 치매 조기진단에 있어 큰 저해요인이다. 이러한 저해요인은 주로 의료서비스 비용이나 인프라 부족, 전문가로의 소개

문헌리뷰 1
e. 간병인의 치매 선별검사 및 진단의 저해 · 촉진요인

부족, 시간 부족, 언어 문제와 관련이 있다.

Healthcare costs and system
의료비 및 시스템

개호와 치료에 필요한 높은 비용은 많은 경우, 간병인의 개호 요청 행동을 방해한다[16),66),95)]. 이 경향은 특히 간병인(혹은 환자)의 사회경제적 요인(SES)이 낮은 경우[65)]나 무보험[16),69)]의 경우 현저하다. 과도하게 복잡한 의료시스템[39)]이나 적절한 개호서비스의 부족[69)]도 개호를 요구하는데 유의미한 저해요인이라고 할 수 있다. 또한, 어떤 연구에서는 금전적 문제는 가족 내 충돌을 야기하고 간병인의 경제적, 감정적 불만과 무력감을 일으키게 하는 것으로 보고되고 있다[109)].

Lack of referral to experts
전문가로의 소개 부족

많은 의료시스템에서 간병인은 치매 선별검사 및 개호에 접근하는데 주치의의 소개가 필요하다[95)]. 어떤 케이스에서는 간병인은 훈련 받은 의사로의 접근 부족이 도움을 요청하는데 장애가 된다고 제기한다[95)]. 설령 환자가 개호 등의 서비스에 접근할 수 있어도 간병인은 의료종사자가 환자를 오진하거나 실행 가능한 조언을 제공하지 못할 가능성이 있다고 느끼는 경우가 있다. 결과적으로 간병인은 의료종사자로부터 더 이상 도움을 필요로 하지 않게 될 경향이 있다[69),94)].

Lack of time and service
의료서비스를 받는 시간과 서비스 부족

치매 선별검사에 필요한 시간은 간병인에 있어서 신속한 치매 진단을 방해하는 부담이 된다[39),95)]. 기타 의료서비스를 이용하는데 필요한 이동거리[39)]와 농어촌의 전문가 부족은 조기진단 및 발견을 방해한다[110)].

Language
언어

일반시민 및 환자의 경우와 마찬가지로 여러 연구에서 간병인의 제한된 언어 능력(예:영어 능력)은 치매 조기 발견 및 조기진단의 추가적 저해요인으로 보고되고 있다[16),39),77)]. 제한된 언어 능력은 교육 수준과 낮은 식자율과 관련되어 있는 경우가 있다[76)]. 또한, 한 연구에서는 영어를 제2외국어로 사용하는 간병인은 영어에 의한 정보를 충분히 이해할 수 있어도 모국어에 의한 정보를 선호하는 경향이 있다[111)].

4. Social network including the relationship with the (potential) patient
환자 및 간병인과 사회와의 네트워크

몇몇 연구에서 간병인의 치매 조기발견 및 조기진단의 강한 촉진요인으로서 간병인의 지인을 통한 검사 권유를 들 수 있다[112)]. 또한, 치매의 조기발견 및 조기진단은 환자가 취하는 행동에 대한 부정적 변화에 다른 사람의 동의를 얻은 경우 강하게 촉진된다[91)]. 한편 간병인의 지인이 치매에 대해 편견을 가지고 있는 경우, 치매의 조기발견 및 조기진단이 저해되는 것으로 보고되고 있다[6),68)].

Ⅲ 문헌리뷰 1

f. 의료종사자의 치매 선별검사 및 진단의 저해요인

치매 선별검사 및 진단 테스트의 저해, 촉진요인에 대해 의료종사자 시점에서도 리뷰를 실시했다. 여기서 말하는 의료종사자란 의료전문직, 의료제공자, 또는 의료실무자로 정의되며 구체적으로 의사(종합내과의 및 전문의), 간호사, 임상심리 학자가 해당된다.

> **의료종사자의 치매 선별검사 및 진단 테스트의 저해요인**
>
> 1. 지식과 인식 부족(치매의 일반적인 이해 및 지식 결여, 치매에 관한 교육과 훈련 부족, 증상의 구별의 어려움 과 진단의 불확실성, 자신감 및 자기효능감 부족)
> 2. 태도(진단 개시에 대한 책임 회피, 치료에 대한 의심, 예상되는 의료종사자의 개호부담으로 인한 낮은 동기 부여)
> 3. 치매, 선별검사, 진단, 정부에 대한 부정적 인식
> 4. 적절한 의료서비스 제공에 필요한 시간, 비용, 수단 부족

1. Knowledge and awareness
지식과 인식 부족

선행연구에 따르면 지식과 인식 부족, 예를 들어, 치매의 일반적인 이해 및 지식 결여, 치매에 관한 훈련 및 교육 부족, 증상 구별의 어려움과 진단의 불확실성, 자신감 및 자기 효능감 부족 등이 의료종사자의 치매 선별검사 및 진단 테스트의 유의미한 저해요인으로 보고되고 있다.

Overall understanding and knowledge of dementia
치매의 일반적인 이해 및 지식 결여

선행연구에서 의료종사자의 치매에 관한 지식 결여가 치매 선별검사 및 진단의 저해요인인 것으로 제시되고 있다[35),40),68),113)]. 예를 들어, Kirk등(2014)은 미국에서 의료종사자의 지식 부족이 치매 선별검사 실시의 저해 요인임을 보고했다[35)]. 또한 Aminzadeh 등(2012)은 일차의료에서 주치의의 치매에 관한 이해 부족은 치매 진단 및 적절한 케어매니지먼트의 저해 요인임을 제시 했다[40)]. 또한 Sundareswaran 등 (2015)은 페루에서 의료종사자의 치매에 관한 지식 량에 차이가 있으면 치매 진단 및 적절한 케어매니지먼트가 수행될 비율도 불규칙 적으로 나타나는 것을 발견했고[68)], Pathak등 (2015)은 네팔 종합내과의의 치매 지식이 전체적으로 불충분 하다고 보고했다[113)].

Training and education in dementia
치매에 관한 교육과 훈련 부족

선행연구에서는 의료종사자의 치매 진단 및 케어매니지먼트에 관한 충분한 교육과 훈련 부족은 치매 설별검사 및 진단을 저해하는 요인으로 제시되고 있다[56),110),114)]. Lee들(2011) 연구에 따르면 호주 종합

III 문헌리뷰 1
f. 의료종사자의 치매 선별검사 및 진단의 저해요인

내과 의사의 치매 진단에 관한 훈련이 불충분할수록 아시아계(예를 들어, 중국, 베트남) 배경을 가진 고령자의 치매 진단에 따른 지연을 볼 수 있었다[56]. 또한 Ahmad등(2010)은 잉글랜드 종합내과 의사의 치매에 관한 훈련의 불충분함을 제시하며[114], 또한 Szymczynska(2011)은 의료종사자의 치매 진단을 촉진하기 위해 노인의료에 관한 트레이닝의 필요성을 제기했다[110].

Differentiation and diagnostic uncertainty
증상 구별의 어려움과 진단의 불확실성

선행문헌에서 "치매 진단의 불확실성"은 의료종사자의 치매 진단의 지연 원인으로 보고되고 있다[42], [115]-[119]. 또한 "치매 증상을 통상적인 가령으로 인해 발생하는 증상과 구별하는 것에 대한 어려움"도 의료종사자의 신속한 치매 진단을 저해하는 요인이라고 기술되고 있다[65], [118], [120], [121].

Confidence and self-efficacy
자신감 및 자기효능감 부족

의료제공자의 자신감과 자기효능감(치매 진단이나 케어매니지먼트를 성공적으로 수행할 수 있을 것이라는 마음)도 치매 선별검사 및 진단 테스트 실시를 예측하는 유의미한 요인이다. 예를 들어, 의료종사자의 자신감이 클수록 치매 진단 수행률이 높다[118], [121]-[123]. 다른 스페인 연구에서는 의료종사자의 자신감 결여는 주치의의 신속한 치매 진단을 저해시키는 요인임을 제시하고 있다[124]. 동일한 발견이 독일 종합내과의 및 의료종사자에 대해서도 보고된 바 있다[125]. 또한 이 경향은 그 밖의 연구와도 같은 결과를 보여주고 있다.

2. Attitudes
진단·치료·의료종사자의 개호부담에 대한 태도

본 리뷰에 포함된 선행연구의 대부분은 의료종사자의 치매에 대한 태도가 치매의 조기 및 적절한 진단에 대한 유의미한 결정요인임을 제시했다.
이 태도는 11가지 항목으로 분류된다.

Skepticism
회의심

몇몇 연구에서는 의료종사자는 현재 수행중인 치매 치료의 이점에 관해서 의구심을 갖고 있으며[126], 나아가 진단 자체에 대한 이점에도 의심을 품고 있는 가능성을 제시하고 있다[127]. 또한 의료종사자는 치매 진단을 받은 환자에 대해 실행 가능한 치료가 적다는 것을 걱정하고 있다[127].

Low motivation due to care burden
상정되는 의료종사자로의 부담으로 인한 낮은 동기부여

선행연구에서 의사는 치매 케어로 인해 의료종사자에게 발생하는 부담을 걱정하므로 치매 진단에 대해 긍정적이지 않게 될 가능성을 제시하고 있다. 치매의 진단 과정은 환자와 가족에게 그 결과를 전달해야 할 민감한 성질을 갖고 있음으로써 복잡하면서 많은 시간이 소요된다[103]. 많은 의료종사자, 특히 종합내과 의사는 이미 활용 가능한 시간과 자원에 대한 제약을 받고 있기 때문에 치매 진단 및 서포트로 인해 자기들이 더 많은 시간을 소비해야 할 것이라는 가능성을 우려하고 있다[103], [128], [129].

문헌리뷰 1
f. 의료종사자의 치매 선별검사 및 진단의 저해요인

Negative impression towards dementia and aging
치매나 가령에 대한 부정적 인식

치매에 대한 편견은 의료종사자의 치매 조기발견에 있어 큰 저해요인이다[2),119),128)]. 또 다른 연구에서는 치매라는 용어 그 자체에 편견이 있다는 생각으로 인해 의료종사자가 치매라는 용어를 사용하는 것을 피하려고 한다는 사실을 알 수 있었다[130)]. 편견에 더해서 치료 자체가 무의미하다고 느끼거나 고령자에 대한 차별이 의사가 "치매보다 다른 건강문제가 더 우선순위가 높다"고 여기게 될 경향을 조장한다[40)].

Not feeling responsible for diagnosis disclosure
진단 개시에 대한 책임 회피

한 연구에 따르면 의료종사자는 종종 책임 회피 심리로부터 유전상담자가 치매 진단, 관련 상담 및 서포트를 제공해야 한다는 생각을 갖고 있다는 것이 제시되었다[131)]. 그러나 이 연구는 1990년대에 실시된 연구로 수집된 결과는 최근 의료종사자에 해당되지 않는 가능성이 있다는 것을 유의할 필요가 있다.

Facilitators
촉진요인

간호사에 관해서는 환자 중심인 태도가 강할수록 환자의 인지장애에 대한 신속한 인식으로 이어질 비율이 높게 나타났다[132)].

3. Perception about screening, diagnosis, dementia and government
치매, 선별검사, 진단, 정부에 관한 부정적인 인식

의료종사자가 치매 진단과 케어매니지먼트에 대해 충분한 조치를 취할 수 없다고 느끼게 되면 치매 선별검사를 적절하다고 느끼는 비율이 낮은 것으로 나타났다[127)]. 의료종사자가 갖는 치료효과와 이용 가능성에 관한 인식은 개인간에서 크게 다를 수 있다[133)].

Perception about screening
선별검사에 대한 인식 : 과정이나 진단의 정확성에 대한 의구심

어떤 연구에서는 많은 의료종사자들이 선별검사 과정과 진단의 정확성에 관한 의구심으로 인해 환자의 정기적 선별검사를 피할 것을 선택했다고 보고하고 있다[102)]. 일부 의료종사자는 진단에 사용되는 척도에 의해 얻게 될 정보가 그들의 직감과 크게 다름없다는 생각을 갖고 있다[134)]. 또한 다른 연구에서는 의료종사자의 선별검사 도구 사용에 따른 불쾌감·적절한 훈련 부족, 자기효능감 부족으로 인해 진단에 사용되는 척도나 특정 선별검사 기법 사용이 제지될 가능성이 제시되고 있다[118)].

Concern about the impact of diagnosis
진단이 야기하는 환자와 가족에게 미치는 영향에 대한 걱정

많은 경우에는 의사는 증상이 확실해 질 때까지 치매 진단을 지연시키는 경향이 있다. 이것은 치매 진단이 환자와 가족에게 미치는 부정적 영향에 관한 걱정으로 인해 의사가 치매 진단을 주저하기 때문이다[65),127),128)]. 실제로 많은 연구에서 의료종사자는 환자가 진단에 따른 심리적 부담을 견디지 못할 것이라는 생각을 갖고 있다[48),118),129),135)]. 또한, 어떤 연구에서는 의료종사자는 환자가 치매 진단을 받게 되면 편견이 환자와 기타 관계자들간의 관계성을 변화시킨다는 생각을 갖고 있다[48)]. 이상을 감안하면 의료종사자가 치매

문헌리뷰 1
f. 의료종사자의 치매 선별검사 및 진단의 저해요인

진단 결과를 환자와 가족에게 알리는 것을 주저하는 건 이해 가능한 일이다[118]. 또한 의료종사자는 제한된 시간 안에 환자나 가족과의 적절한 커뮤니케이션을 취할 수 없는 것에 대해 우려하고 있다[103].

Value proposition of dementia and early diagnosis
치매의 조기발견에 대한 낮은 우선순위

어떤 연구에서는 종합내과 의사가 치매를 다른 질환과 비교해서 "보다 중요성이 낮은 문제"로 인식하고 있는 것을 제시했다[113]. 즉 그들은 치매를 우선적인 과제로서 인식하고 있지 않다. 한편 다른 연구에서는 종합 내과의가 치매 진단의 중요성을 간주하고 있음에도[128], 실행 가능한 치료가 제한적이다는 점을 지적하고 있다[40),118),119),136),137)].

의료종사자의 치매 조기발견에 대한 이점이나[7),56),128)], 진단의 필요성에 대한 부정적 태도[118]는 의료종사자의 치매 진단 수행에 대한 의사결정을 방해한다[56]. 어떤 연구에 따르면 의료종사자는 "환자가 특별히 쇠약해 있는 것은 아니다"는 이유로 치매 조기발견의 필요성을 무시하는 연구 결과도 있다[122]. 다른 연구에서도 치매 선별검사에 대한 결과 개시는 "환자가 진단에 관한 정보를 이해하고 해석하지 못할 것이다"라는 의료종사자의 인식으로 인해 제한된다는 것을 보여주고 있다[121]. 마찬가지로 종합내과의를 대상으로 한 인터뷰 조사에 따르면 대부분 환자의 가족은 알츠하이머형 치매의 진단결과를 수용하는 것에 대해 어려움을 갖고 있다는 것을 알 수 있다[103]. 또한 일정한 수의 의료종사자는 치매 조기발견은 효과적인 치료에 대한 선택지가 제한적이기 때문에 이익[2)]보다 불이익이 더 크다고 생각하고 있다[2),129)]. 또한 종합내과의사는 환자와 가족은 중독 증상이 나타날 때까지 진단을 원치 않다고 추측하는 경우도 있다[116].

Perception of the role of government
정부 역할에 대한 부정적 인식

어떤 연구에 따르면 의료종사자가 각국의 정부는 치매 치료를 추진하는데 있어 부정적 역할을 담당하고 있다는 생각을 갖고 있다는 조사결과가 제시되었다. 국가에 따라 차이가 있으나(프랑스 11%에서 영국 50%), 전체적으로 의사의 29%가 정부의 정책과 견해가 알츠하이머형 치매 치료 추진에 있어서 저해요인이 된다고 간주하고 있다[136].

4. Resources/Availability in Healthcare
적절한 의료서비스 제공에 필요한 시간, 비용, 수단 부족

의료종사자의 시간 부족, 치매 선별검사에 대한 불충분한 유효성, 환자의 금전적 제약, 환자에 대한 지역의 서포트 부족은 의료종사자의 신속한 치매 진단의 유의미한 저해요인이 된다.

Lack of time
의료종사자의 시간 부족

선행연구에 따르면 의료종사자의 시간 부족은 치매 선별 검사 실시, 진단, 적절한 개호에 대한 저해요인으로 보고되고 있다. 예를 들어, Stewart들 (2014)은 미국 가정의에 있어서 치매 진단과 개호에 있어 가장 큰 저해요인으로서 의사의 시간 부족을 들고 있다[138]. 또한 Koch등(2010)은 의료종사자는 치매 진단에 필요한 충분한 시간을 보유하고 있지 않다고 보고하고 있다[116]. 동일한 견해는 다른 연구에서도 볼 수 있다[2),7),42),56),90),118),124),134),139)]. 예를 들어, Bond등(2005),

문헌리뷰 1
f. 의료종사자의 치매 선별검사 및 진단의 저해요인

Boise등(1999)은 환자 상담에 필요한 시간 부족, 인지 평가 테스트를 수행하는데 필요한 시간 부족은 치매 선별검사 실시의 저해요인이 된다고 지적한다[7].

Insufficient validity in screening test
선별검사에 대한 불충분한 타당성

연구에서는 효과적, 효율적인 선별검사 도구 부족이 의료 종사자의 치매 선별검사 및 진단 테스트 실시의 저해요인 이라고 기술된 바 있다. 예를 들어, 기존 치매 선별검사 도구의 타당성 부족이 의료종사자가 치매 선별검사를 위해 환자에 대해 일상적으로 실시하는 인지 평가 실시의 저해요인으로 보고되고 있다[2),7),48),65),140]. 또한 효율적인 선별검사 도구의 부족도 의료종사자의 치매 선별검사 및 진단 테스트 시행을 저해한다[118].

Financial constraints of patients
환자의 금전적 제약

의료비 부담의 크기나 제한적 범위 내 건강보험은 의료종사자의 치매 선별검사 및 진단 테스트 실시를 저해하는 요인이라고 볼 수 있다. 예를 들어, 치매 케어에 대한 비용 걱정은 의료종사자의 치매 선별검사 실시를 저해하는 요인이다[2]. 또한 불충분한 의료종사자에 대한 보수[116], 낮은 상환금액[117),139]도 의료종사자의 치매 선별검사 및 신속한 진단을 저해할 것으로 보고되고 있다.

Limited resources and supports for patients
환자에 대한 자원과 지원의 부족

연구에 따르면 환자에 대한 서포트 부족이 의료종사자의 치매 선별검사 및 진단 테스트 실시를 저해하는 요인으로 보고되고 있다. 예를 들어, 환자에 있어서 이용 가능한 치매에 관한 지역의 서포트 부족은 의료종사자의 치매 발견의 지연과 관련이 있다고 제시되고 있다[139]. 동일한 견해는 다른 연구에서도 보고된 바 있으며 지역의 치매에 관한 서포트나 의료서비스로의 접근성 부족[116], 불충분한 지역의 지원서비스 내용[113], 제한된 사회적 지원[115]이 의료종사자의 치매 선별검사 및 진단 테스트 시행을 저해한다. 한편 한 연구에 따르면 치매 진단과 케어에 대한 자원이 충분하더라도 또 다른 저해요인(환자 대기시간, 환자의 금전적 문제, 물리적 거리, 편견)이 의료종사자가 치매 케어에 집중시키는 것을 방해한다고 느끼고 있다는 것이 제시되었다[119]. 다른 연구에서는 의료종사자는 높은 치료비를 우려하고 있다는 결과가 제시되었다[129),135].

Ⅲ 문헌리뷰 1

g. 고찰

다음의 표는 문헌리뷰에서 수집된 주요 지견을 Andersen의 의료서비스 이용의 행동모델(AHUM)의 구성요소를 바탕으로 정리한 것이다[10),11)]. 표1은 일반시민 및 환자, 표2는 간병인, 표3은 의료종사자의 주요 발견을 정리했다.

위에서 기술한 세 그룹에서 부정적 태도(요인) 및 지식 부족(이용촉진요인)이 치매 선별검사 및 조기 진단의 주요 저해요인인 것으로 제시되었다. 또한 사회적 편견, 사회적 지원, 금전적 제약은 일반시민 및 환자, 간병인 모두에게 공통된 결정 요인이었다. 전반적으로 AHUM틀에서 제시된 구성요인을 감안해 보면 일반시민 및 환자에 관해서 얻어진 견해는 간병인이나 의료종사자에 관해서 얻어진 견해에 비해 더 포괄적이었다.

사실상 일반시민 및 환자에 관한 기존 문헌은 AHUM 틀에서 기술된 주요 요인을 모두 망라하고 있었다. 일반시민 및 환자에 있어서는 환경요인(물리적 거리나 교통수단 등, 의료서비스 접근성 정도)이 기타 3가지 요인(근본 이유, 이용 촉진요인, 니즈요인)에 영향을 미친다. 환경요인은 커뮤니케이션이나 교육을 통해 변화시키기 어렵지만 그 영향을 이해해 두는 것은 중요한 일이다. 근본 이유에 대해서는 연령, 학력, 소득 등, 사회경제적 요인이 치매 진단이나 치료 촉진에 도움될 유의미한 결정 요인인 것으로 제시되었다. 환경 요인과 마찬가지로 이러한 요인들은 개입 프로그램에 의해 변화시키기가 어렵지만 사회 경제적 요인의 집단 분포의 이해는 개입 프로그램 개발을 하는데 있어 불가결하다. 또한 마찬가지로 AHUM에서 근본 이유로서 다루어지는 건강정보 이해능력이나 의료종사자와의 커뮤니케이션 요인, 니즈 요인으로서 취급되는 환자의 자주성은 일반시민 및 환자에 있어서 중요한 결정요인이다.

간병인에 관한 주요 견해는 치매에 관한 지식과 인식 부족이 치매 선별검사 및 진단 테스트를 받는 것을 저해하는 주요 요인이라는 것이다. 여기서 말하는 지식과 인식은 질환관련과 치료관련으로 분류된다. 간병인에 있어서 일반적인 치매 지식을 제시하는 것보다 이러한 질환관련과 치료관련으로 요약된 지식・인식에 대한 계발 메시지를 전달하는 것이 치매 선별 검사 및 진단 테스트를 촉진하는데 보다 더 효과적일 수 있다.

의료종사자에 관한 선행연구에 따르면 치매 선별검사나 치료에 대한 인식이 긍정적일수록 치매 선별검사 및 진단 테스트에 대한 행동 의도가 강해질 것이라고 볼 수 있었다. 개입 프로그램에서 의료종사자에게 정보 전달 시, 치매의 치료, 진단, 선별검사에 관한 인식을 지식 등의 향상을 통해 긍정적인 방향으로 변화시키는 메시지가 중요하다.

또한 의료종사자의 행동은 의료서비스 제공에 필요한 시간, 비용, 수단의 부족이라는 환경요인으로 인해 영향을 받게 된다는 사실도 본 리뷰를 통해 알게 되었다. 이 환경 요인을 변화시키기는 어렵지만 의료종사자를 대상으로 한 개입 프로그램이나 캠페인을 개발하는데 있어 고려해야 할 요인이다.

Ⅲ 문헌리뷰 1
g. 고찰

표1a. 일반시민 및 환자의 치매 선별검사 및 진단의 저해·촉진요인 요약

요인	소항목	주요 발견	참고문헌
외부환경 External Enviornment	의료서비스 접근성에 관한 문제:물리적 거리, 교통수단	물리적 거리 및 교통수단 접근성 부족은 치매 선별검사 및 진단 테스트를 받는데 있어 유의미한 저해요인이다. 특히, 진료소로의 거리가 멀어질수록 환자가 치매 진단을 받기 어려운 경향이 있다.	16, 32, 39, 64-67
소 인 Predisposing Characteristics	태도:부인, 부정적 감정, 회의심	증상의 부인, 공식적인 진단의 거절, 효과적인 치료 선택에 대한 회의심과 같은 부정적 태도나 선별검사와 진단 테스트, 진단 결과 공개에 관한 부정적 감정은 일반시민 및 환자의 치매 선별검사 및 진단 테스트의 저해요인이다.	2, 5, 8, 14, 42-50
	커뮤니케이션:언어, 건강정보이해능력, 문화적신념, 의료종사자와의 관계성	선행연구 리뷰에 따르면 언어 능력, 건강정보 이해능력, 의료종사자와의 커뮤니케이션 부족이나 망설임과 같은 커뮤니케이션 관련 요인은 일반시민 및 환자의 치매 선별검사 및 진단 테스트의 저해요인이다.	2, 13, 14, 16, 18, 39, 56, 75-81
	사회경제적 요인	연령, 학력, 소득과 같은 사회경제적 요인은 치매 선별검사 및 치매의 신속한 발견과 관련이 있었다. 특히, 나이가 많거나 사회 경제적 요인(저학력 및 저소득)은 치매의 신속한 발견을 저해한다.	13, 25, 30, 36, 63, 82, 86

문헌리뷰 1
g. 고찰

표1b. 일반시민 및 환자의 치매 선별검사 및 진단의 저해·촉진요인 요약

요인	소항목	주요 발견	참고문헌
이용촉진요인 Enabling Resources	지식 및 인식 부족	치매 위험성에 관한 지식 및 인식 부족, 치매 선별검사 및 조기발견의 이익에 관한 인식 부족은 치매 진단 및 사후 관리에 대한 유의미한 저해요인이다. 또한 지식 및 인식 부족은 "치매 증상은 통상적 가령에 수반하여 발생하는 불가피한 프로세스"라는 잘못된 인식에 이어진다. 마찬가지로 치매에 대해 지식이 많은 환자일수록 더 치매 선별검사를 받게 되고 진단되기 쉽다. 또한 치매와 관련된 이용 가능한 의료 서비스와 서포트에 관한 지식이나 인식에 대해서도 기억장애나 치매 선별검사의 유의미한 결정요인이다.	2, 3, 8, 12-41
	사회적 편견	치매에 대한 개인적·사회적 편견은 일반 시민 및 환자의 치매 진단과 케어 요청 행동에 대한 저해요인으로서 자주 제기된다. 특히 치매에 대한 편견은 일본의 중대한 공중위생 분야 과제이다. 치매 환자 가족은 종종 수치심과 명분을 잃게 되고 사회적 고립을 겪게 된다.	6, 15, 32, 48, 51-55
	의료서비스 접근성 문제:금전적 제약 및 건강보험	선행연구에 따르면 금전적 어려움, 의료비에 대한 걱정, 한정된 의료보험 범위는 일반 시민 및 환자의 치매 선별검사 및 진단에 대한 유의미한 저해요인이다.	2, 5, 16, 32, 34, 61, 66, 68-71

Ⅲ 문헌리뷰 1
g. 고찰

표1c. 일반시민 및 환자의 치매 선별검사 및 진단의 저해·촉진요인 요약

요인	소항목	주요 발견	참고문헌
이용촉진요인 Enabling Factors	의료서비스 접근성 문제: 정보, 교육, 및 질 높은 의료서비스	선행연구에 따르면 적절한 교육과 지원 프로그램의 부족은 환자의 치매 진단에 대한 저해요인이다.	18, 69, 72-74
	사회적 지원	가족, 친구, 의료종사자로부터의 치매 선별 검사와 진단 테스트의 검사 권유와 같은 사회적 지원 관련 요인의 부족은 일반시민 및 환자의 치매 선별검사 및 진단 테스트의 유의미한 저해요인이다.	32, 36, 77, 82-85
니즈 요인 Need	환자의 자주성	환자가 자주성을 유지하고자 하는 의향은 치매 조기발견을 저해할 요인이 될 수 있다. 특히 "독립생활 유지" "자신의 주체성 담보" "자제심 유지" "사회적 지위 유지"와 같은 생각은 환자의 치매 선별검사 및 진단 테스트에 대한 행동 의도를 감소시킨다. 한편 개인의 "아는 권리"에 관한 인식과 자신의 건강상태에 대한 관심과 같은 자주성에 관한 인식은 일반시민 및 환자의 치매 진단 촉진요인으로서 들 수 있다. 이러한 인식을 가진 개인은 치료 선택의 검토나 가족 문제, 주거 환경의 니즈 해결, 법적·경제적 조정과 같은 장래계획 수립 능력에 대해 가치를 두는 경향이 있다.	5, 6, 18, 28, 29, 43, 46-50, 57-63
	건강상태나 병상	선행연구에서는 우울증, 기능장애, 치매의 아형에 따른 병존질환은 치매에 관한 인식 부족과 치매 진단 지연과 관련성이 있음을 제시했다.	85-87

III 문헌리뷰 1

g. 고찰

표2a. 간병인의 치매 선별검사 및 진단의 저해·촉진요인 요약

요인	소항목	주요 발견	참고문헌
외부환경 External Environment	의료서비스 접근성 문제(전문가 소개, 시간, 언어)	전문가로의 소개 부족, 시간 부족, 언어 문제로 인해 발생하는 의료서비스 접근성 문제는 치매 선별검사 및 진단 테스트의 저해요인이다.	16, 39, 69, 76, 77, 94, 95, 110, 111
소 인 Predisposing Characteristics	치매·치매 선별검사·개호 부담에 대한 태도	간병인의 치매에 관한 부정적 태도는 치매 조기발견, 진단, 치료에 대한 저해 요인으로서 특정되었다. 구체적으로 두려움, 걱정, 부인, 불신감, 의료종사자와 치료에 대한 낮은 기대치와 같은 부정적 태도, 개호부담에 대한 걱정, 의료종사자의 의견에 대한 부정적 인식 등을 들었다. 한편, 치료에 대한 긍정적인 전망은 간병 인의 케어를 요구하는 행동을 촉진 시킴을 제시했다.	7, 14, 17, 28, 40, 43, 44, 65, 66, 88, 90, 91, 93-95, 97, 100-108

III 문헌리뷰 1
g. 고찰

표2b. 간병인의 치매 선별검사 및 진단의 저해·촉진요인 요약

요인	소항목	주요 발견	참고문헌
이용촉진요인 Enabling Resources	지식과 인식: 질환관련	간병인의 치매 증상을 특정하는 능력 부족은 치매 선별검사 및 진단 테스트에 대한 주요 저해요인으로 특정되었다. 간병인은 치매 증상을 인식하는 경우도 있으나 치매에 관한 지식 및 인지 부족은 "증상의 보편화"를 초래한다. "증상의 보편화"란 치매 증상을 통상적인 가령의 프로세스라고 인식하는 것을 말한다. 또한 다른 연구에서 치매의 심각성에 대한 낮은 인식이 선별검사 및 진단에 관한 행동을 저해한다.	14, 16, 17, 54, 66, 88-95
	지식과 인식: 치료관련	간병인이 치매 조기발견 및 조기진단의 이점에 대해 인식하고 있는 경우, 치매 선별검사 및 조기진단을 촉진한다.	7, 14, 77, 87, 88, 96, 97
	사회적 편견	간병인이 속한 소셜네트워크의 치매에 대한 편견은 치매 케어를 요청하려는 행동에 대한 강한 저해요인으로 특정되었다.	6, 68
	의료서비스 접근성 (비용)	높은 의료비로 인한 의료서비스로의 제한된 접근성은 치매 조기발견 및 진단의 주요 저해요인이다.	16, 39, 65, 66, 69, 95, 109
	사회적 지원	간병인이 속하는 소셜네트워크에 의한 검사 권유나 지원은 케어를 요청하는데 있어 강한 촉진요인으로 특정되었다.	91, 112

III 문헌리뷰 1

g. 고찰

표3. 의료종사자의 치매 선별검사 및 진단의 저해・촉진요인 요약

요인	소항목	주요 발견	참고문헌
소인 Predisposing Characteristics	진단・치료・의료 종사자의 개호부담에 대한 태도	치매에 관한 의료종사자의 부정적 태도는 치매 조기발견 및 조기진단의 저해요인이다. 부정적 태도란 현재 치료에 대한 회의심, 치료부담, 치매와 가령에 대한 부정적 인식이 포함되며 또한, 간호사의 환자 중심으로 한 태도가 강할수록 환자의 치매에 대한 원활한 이해로 이어질 비율이 높았다.	2, 40, 103, 119, 126-132
	치매, 스크리닝, 진단, 정부에 관한 부정적 인식	의료종사자가 치매 진단이나 케어매니지먼트에 대해서 충분한 조치가 이루지지 않을 것이라고 느끼면 치매 선별검사를 적절하다고 느끼게 될 비율이 낮게 나타났다. 치료효과와 실현 가능성에 관한 의료 종사자의 인식은 다양하며 개인차가 있다. 선행연구에 따르면 진단이 초래하는 환자와 가족에게 미치는 영향에 대한 걱정, 진단에 대한 치매 조기발견의 낮은 자리매김, 정부의 정책과 지원에 대한 부정적 인식은 치매 선별검사 시행에 대한 저해요인이다.	2, 7, 40, 48, 56, 65, 102, 103, 113, 116, 118, 119, 121, 122, 127-129, 133-137
이용촉진요인 Enabling Resources	지식과 인식 부족	선행연구에 따르면 지식과 인식 부족은 예를 들어, 치매에 대한 일반적인 이해 및 지식 부족, 치매에 관한 교육 및 훈련 부족, 증상 구별의 어려움과 진단의 불확실성, 자신감과 자기효능감 부족은 의료종사자의 치매 선별검사 시행에 있어 유의미한 저해요인이다.	35, 40, 42, 56, 65, 68, 110, 113-125
	적절한 의료 서비스 제공에 필요한 시간, 비용, 수단 부족	선행연구에서는 의료종사자의 시간 부족, 치매 선별검사 유효성의 불충분함, 환자의 금전적 제약, 환자에 대한 지역의 서포트 부족이 의료종사자의 신속한 치매 진단의 유의미한 저해요인이다.	2, 7, 42, 48, 56, 65, 90, 113, 115-118, 124, 129, 134, 135, 138, 139, 140

문헌리뷰 1

h. 결론

문헌리뷰1에서는 기존 문헌의 광범위한 리뷰를 통해서 일반시민 및 환자, 간병인, 의료종사자 간에서 치매 선별검사 및 진단 테스트 시행에 영향을 미치는 요인을 살펴보았다.

본 리뷰에서 일반시민 및 환자, 간병인, 의료종사자의 세 그룹에서 일정한 비슷한 경향이 관찰된 반면, 각 그룹별로는 특징적인 행동결정요인이 나타났다. 치매 선별검사 및 조기진단 촉진을 위한 프로그램 개발에 있어 커뮤니케이션이나 교육 프로그램을 통해 변화 가능한 요인과 의료 접근성, 사회경제적 요인과 같은 구조적 변화, 장시간 요구되는 요인이 있음을 인식할 필요가 있다. 세계적으로 보면 치매 조기발견 및 조기진단 촉진을 목적으로 한 프로그램은 몇몇 존재하지만 이들 프로그램은 과학적 근거에 기인하지 않고 있으며(중요한 결정요인에 포커스 되어 있지 않음), 구조적 요인(사회경제적 요인 등)도 고려되어 있지 않다. 효과적 개입을 디자인하기 위해서는 이러한 측면을 고려할 것이 필수적이다.

본 리뷰는 기존 연구를 정리한 것이다. 따라서 새로운 연구가 필수적이며 본 리뷰에서 밝혀진 결정요인에 근거한 개입효과를 평가하는 형성적 조사 실시가 다음 단계라고 볼 수 있다. 본 리뷰에서 시사된 전술한 결정요인은 최종적으로 효과적 치료 및 개호 서비스와 환자 및 간병인을 서포트하는 자원 제공으로 이어지는 치매 선별검사 및 진단 테스트를 촉진하는 정책이나 개입을 디자인하는데 있어 고려해야 함을 시사한다.

III 문헌리뷰 1

참고문헌

1. Batsch NL, Mittelman MS. World Alzheimer Report 2012. Overcoming the Stigma of Dementia Alzheimer's Disease International (ADI), London; 2012 Accessed May. 2015;5.
2. Martin S, Kelly S, Khan A, et al. Attitudes and preferences towards screening for dementia: a systematic review of the literature. BMC geriatrics. 2015;15:66.
3. Harada K, Lee S, Shimada H, et al. Psychological predictors of participation in screening for cognitive impairment among community-dwelling older adults. Geriatrics & gerontology international. 2016.
4. Bradford A, Upchurch C, Bass D, et al. Knowledge of documented dementia diagnosis and treatment in veterans and their caregivers. American journal of Alzheimer's disease and other dementias. 2011;26(2):127-133.
5. Dubois B, Padovani A, Scheltens P, Rossi A, Dell'Agnello G. Timely Diagnosis for Alzheimer's Disease: A Literature Review on Benefits and Challenges. Journal of Alzheimer's disease : JAD. 2015;49(3):617-631.
6. Bunn F, Goodman C, Sworn K, et al. Psychosocial Factors That Shape Patient and Carer Experiences of Dementia Diagnosis and Treatment: A Systematic Review of Qualitative Studies. PLoS medicine. 2012;9(10).
7. Boise L, Camicioli R, Morgan DL, Rose JH, Congleton L. Diagnosing dementia: Perspectives of primary care physicians. The Gerontologist. 1999;39(4):457-464.
8. Martin S, Fleming J, Cullum S, et al. Exploring attitudes and preferences for dementia screening in Britain: contributions from carers and the general public. BMC geriatrics. 2015;15.
9. Mate KE, Magin PJ, Brodaty H, et al. An evaluation of the additional benefit of population screening for dementia beyond a passive case-finding approach. International journal of geriatric psychiatry. 2017;32(3):316-323.
10. Andersen TC, Kaplan DB. Improving Specialized Dementia Care Access to Rural Veterans : A Demonstration Project. The Gerontologist. 2013;53:43-43.
11. Andersen RM. Revisiting the behavioral model and access to medical care: does it matter? Journal of health and social behavior. 1995:1-10.
12. Arai Y, Arai A, Zarit SH. What do we know about dementia?: a survey on knowledge about dementia in the general public of Japan. International journal of geriatric psychiatry. 2008;23(4):433-438.
13. Kuriakose J, Shaji S. Barriers to the cognitive assessment of dementia in India. Alzheimer's and Dementia. 2012;8(4):P227.
14. Jones RS, Chow TW, Gatz M. Asian Americans and Alzheimer's disease: Assimilation, culture, and beliefs. Journal of Aging Studies. 2006;20(1):11-25.
15. Lee SE, Lee HY, Diwan S. What do Korean American immigrants know about Alzheimer's disease (AD)? The impact of acculturation and exposure to the disease on AD knowledge. International journal of geriatric psychiatry. 2010;25(1):66-73.
16. Ortiz F, Fitten LJ. Barriers to healthcare access for cognitively impaired older Hispanics. Alzheimer disease and associated disorders. 2000;14(3):141-150.
17. Rimmer E, Wojciechowska M, Stave C, Sganga A, O'Connell B. Implications of the Facing Dementia Survey for the general population, patients and caregivers across Europe. International journal of clinical practice Supplement. 2005(146):17-24.
18. Mukadam N, Waugh A, Cooper C, Livingston G. What would encourage help-seeking for memory problems among UK-based South Asians? A qualitative study. BMJ open. 2015;5(9):e007990.
19. Tsolaki M, Paraskevi S, Degleris N, Karamavrou S. Attitudes and perceptions regarding alzheimer's disease in Greece. American journal of Alzheimer's disease and other dementias. 2009;24(1):21-26.
20. Şahin HA, Gurvit IH, Emre M, Hanagasi HA, Bilgic B, Harmanci H. The attitude of elderly lay people towards the symptoms of dementia. International Psychogeriatrics. 2006;18(2):251-258.
21. Yusuf AJ, Baiyewu O. Beliefs and attitudes towards dementia among community leaders in northern Nigeria. West African journal of medicine. 2012;31(1):8-13.
22. Mushi D, Rongai A, Paddick SM, Dotchin C, Mtuya C, Walker R. Social representation and practices related to dementia in Hai District of Tanzania. BMC public health. 2014;14:260.
23. Gleason CE, Dowling NM, Benton SF, Kaseroff A, Gunn W, Edwards DF. Common Sense Model Factors Affecting African Americans' Willingness to Consult a Healthcare Provider Regarding Symptoms of Mild Cognitive Impairment. American Journal of Geriatric Psychiatry. 2016;24(7):537-546.
24. Fowler NR, Perkins AJ, Turchan HA, et al. Older primary care patients' attitudes and willingness to screen for dementia. Journal of Aging Research. 2015;2015.
25. Fowler NR, Gao S, Frame A, Perkins AJ, Monahan P, Boustani M. Patients' Attitudes and Acceptance of Dementia Screening in Primary Care. Journal of the American Geriatrics Society. 2011;59:S104-S104.
26. Galvin JE, Fu Q, Nguyen JT, Glasheen C, Scharff DP. Psychosocial determinants of intention to screen for Alzheimer's disease. Alzheimer's & dementia : the journal of the Alzheimer's Association. 2008;4(5):353-360.
27. Holsinger T, Boustani M, Abbot D, Williams JW. Acceptability of dementia screening in primary care patients. International journal of geriatric psychiatry. 2011;26(4):373-379.
28. Boustani MA, Justiss MD, Frame A, et al. Caregiver and noncaregiver attitudes toward dementia screening. Journal of the American Geriatrics Society. 2011;59(4):681-686.

III 문헌리뷰 1

참고문헌

29. Justiss MD, Boustani M, Fox C, et al. Patients' attitudes of dementia screening across the Atlantic. International journal of geriatric psychiatry. 2009;24(6):632-637.
30. Magin P, Juratowitch L, Dunbabin J, et al. Attitudes to Alzheimer's disease testing of Australian general practice patients: a cross-sectional questionnaire-based study. International journal of geriatric psychiatry. 2016;31(4):361-370.
31. Ludecke D, von dem Knesebeck O, Kofahl C. Public knowledge about dementia in Germany--results of a population survey. International journal of public health. 2016;61(1):9-16.
32. Devoy S, Simpson EE. Help-seeking intentions for early dementia diagnosis in a sample of Irish adults. Aging & mental health. 2016:1-9.
33. De Vleminck A, Pardon K, Beernaert K, et al. Barriers to advance care planning in cancer, heart failure and dementia patients: a focus group study on general practitioners' views and experiences. PloS one. 2014;9(1):e84905.
34. Yang HF, Cong JY, Zang XY, Jiang N, Zhao Y. A study on knowledge, attitudes and health behaviours regarding Alzheimer's disease among community residents in Tianjin, China. Journal of psychiatric and mental health nursing. 2015;22(9):706-714.
35. Kirk Wiese L, Williams CL, Tappen RM. Analysis of barriers to cognitive screening in rural populations in the United States. ANS Advances in nursing science. 2014;37(4):327-339.
36. Tan WJ, Hong SI, Luo N, Lo TJ, Yap P. The Lay Public's Understanding and Perception of Dementia in a Developed Asian Nation. Dementia and geriatric cognitive disorders extra. 2012;2(1):433-444.
37. Low L-F, Anstey KJ. Dementia literacy: recognition and beliefs on dementia of the Australian public. Alzheimer's & Dementia. 2009;5(1):43-49.
38. Bossen AL, Specht JKP, McKenzie SE. Needs of people with early-stage Alzheimer's disease: reviewing the evidence. Journal of gerontological nursing. 2009;35(3):8-15.
39. Haralambous B, Dow B, Tinney J, et al. Help seeking in older Asian people with dementia in Melbourne: using the Cultural Exchange Model to explore barriers and enablers. Journal of cross-cultural gerontology. 2014;29(1):69-86.
40. Aminzadeh F, Molnar FJ, Dalziel WB, Ayotte D. A review of barriers and enablers to diagnosis and management of persons with dementia in primary care. Canadian geriatrics journal : CGJ. 2012;15(3):85-94.
41. Mukadam N, Cooper C, Livingston G. A systematic review of ethnicity and pathways to care in dementia. International journal of geriatric psychiatry. 2011;26(1):12-20.
42. van Hout H, Vernooij-Dassen M, Bakker K, Blom M, Grol R. General practitioners on dementia: tasks, practices and obstacles. Patient education and counseling. 2000;39(2-3):219-225.
43. Tibben A, Frets PG, Van de Kamp JJP, et al. On attitudes and appreciation 6 months after predictive DNA testing for Huntington disease in the Dutch program. American Journal of Medical Genetics. 1993;48(2):103-111.
44. Greenway-Crombie A, Snow P, Disler P, Davis S, Pond D. Influence of rurality on diagnosing dementia in Australian general practice. Australian Journal of Primary Health. 2012;18(3):178-184.
45. Ganguli M, Rodriguez E, Mulsant B, et al. Detection and management of cognitive impairment in primary care: The Steel Valley Seniors Survey. Journal of the American Geriatrics Society. 2004;52(10):1668-1675.
46. Roberts JS, LaRusse SA, Katzen H, et al. Reasons for seeking genetic susceptibility testing among first-degree relatives of people with Alzheimer disease. Alzheimer disease and associated disorders. 2003;17(2):86-93.
47. Turnbull Q, Wolf AMD, Holroyd S. Attitudes of Elderly Subjects Toward "Truth Telling" for the Diagnosis of Alzheimer's Disease. Journal of Geriatric Psychiatry and Neurology. 2003;16(2):90-93.
48. Iliffe S, Manthorpe J, Eden A. Sooner or later? Issues in the early diagnosis of dementia in general practice: A qualitative study. Family Practice. 2003;20(4):376-381.
49. Kreuz FR. Attitudes of German persons at risk for Huntington's disease toward predictive and prenatal testing. Genetic Counseling. 1996;7(4):303-311.
50. Mastromauro C, Myers RH, Berkman B. Attitudes toward presymptomatic testing in Huntington disease. American Journal of Medical Genetics. 1986;26(2):271-282.
51. Umegaki H, Suzuki Y, Ohnishi J, Iguchi A. Changes in the perception of dementia in Japan. International Psychogeriatrics. 2009;21(04):793-795.
52. Tanaka G, Inadomi H, Kikuchi Y, Ohta Y. Evaluating stigma against mental disorder and related factors. Psychiatry and Clinical Neurosciences. 2004;58(5):558-566.
53. Seabrooke V, Seabrook V, Milne A. Culture and Care in Dementia: A study of the Asian community in North West Kent. Alzheimer's and Dementia Support Services; 2004.
54. Adamson J. Awareness and understanding of dementia in African/Caribbean and South Asian families. Health & social care in the community. 2001;9(6):391-396.
55. Lawrence V, Samsi K, Banerjee S, Morgan C, Murray J. Threat to valued elements of life: the experience of dementia across three ethnic groups. The Gerontologist. 2011;51(1):39-50.
56. Lee SM, Lin XP, Haralambous B, et al. Factors impacting on early detection of dementia in older people of Asian background in primary healthcare. Asia-Pacific Psychiatry. 2011;3(3):120-127.
57. Braun SR, Reiner K, Tegeler C, Bucholtz N, Boustani MA, Steinhagen-Thiessen E. Acceptance of and attitudes towards Alzheimer's disease screening in elderly German adults. International psychogeriatrics / IPA. 2014;26(3):425-434.

III 문헌리뷰 1

참고문헌

58. Manthorpe J, Samsi K, Campbell S, et al. From forgetfulness to dementia: clinical and commissioning implications of diagnostic experiences. The British journal of general practice : the journal of the Royal College of General Practitioners. 2013;63(606):e69-e75.
59. Boustani M, Perkins AJ, Monahan P, et al. Measuring primary care patients' attitudes about dementia screening. International journal of geriatric psychiatry. 2008;23(8):812-820.
60. Corner L, Bond J. Being at risk of dementia: Fears and anxieties of older adults. Journal of Aging Studies. 2004;18(2):143-155.
61. Quaid KA, Morris M. Reluctance to undergo predictive testing: The case of Huntington Disease. American Journal of Medical Genetics. 1993;45(1):41-45.
62. van den Dungen P, van Kuijk L, van Marwijk H, et al. Preferences regarding disclosure of a diagnosis of dementia: a systematic review. International psychogeriatrics / IPA. 2014;26(10):1603-1618.
63. Robinson SM, Canavan M, O'Keeffe ST. Preferences of older people for early diagnosis and disclosure of Alzheimer's disease (AD) before and after considering potential risks and benefits. Archives of gerontology and geriatrics. 2014;59(3):607-612.
64. Jorgensen TS, Torp-Pedersen C, Gislason GH, Andersson C, Holm E. Time trend in Alzheimer diagnoses and the association between distance to an Alzheimer clinic and Alzheimer diagnosis. European journal of public health. 2015;25(3):522-527.
65. Bradford A, Kunik ME, Schulz P, Williams SP, Singh H. Missed and Delayed Diagnosis of Dementia in Primary Care Prevalence and Contributing Factors. Alzheimer Disease & Associated Disorders. 2009;23(4):306-314.
66. Wackerbarth SB, Johnson MMS. The carrot and the stick: Benefits and barriers in getting a diagnosis. Alzheimer Disease & Associated Disorders. 2002;16(4):213-220.
67. Hawkins AK, Creighton S, Hayden MR. When access is an issue: Exploring barriers to predictive testing for Huntington disease in British Columbia, Canada. European Journal of Human Genetics. 2013;21(2):148-153.
68. Sundareswaran M, Ahmad M, Deonandan R. Perceptions of dementia programs in Cusco, Peru: Swot analysis. Alzheimer's and Dementia. 2015;11(7):P589.
69. Morhardt D. Accessing community-based and long-term care services: Challenges facing persons with frontotemporal dementia and their families. Journal of Molecular Neuroscience. 2011;45(3):737-741.
70. Borson S, Scanlan J, Hummel J, Gibbs K, Lessig M, Zuhr E. Implementing routine cognitive screening of older adults in primary care: Process and impact on physician behavior. Journal of general internal medicine. 2007;22(6):811-817.
71. Welkenhuysen M, Evers-Kiebooms G, Van den Berghe H. Attitudes toward predictive testing for Alzheimer's disease in a student population. Psychiatric genetics. 1997;7(3):121-126.
72. Abner EL, Jicha GA, Christian WJ, Schreurs BG. Rural-Urban Differences in Alzheimer's Disease and Related Disorders Diagnostic Prevalence in Kentucky and West Virginia. Journal of Rural Health. 2016;32(3):314-320.
73. Dilworth-Anderson P, Pierre G, Hilliard TS. Social Justice, Health Disparities, and Culture in the Care of the Elderly. Journal of Law Medicine & Ethics. 2012;40(1):26-32.
74. Stevnsborg L, Jensen-Dahm C, Nielsen TR, Gasse C, Waldemar G. Inequalities in Access to Treatment and Care for Patients with Dementia and Immigrant Background: A Danish Nationwide Study. Journal of Alzheimer's Disease. 2016;54(2):505-514.
75. Faes MC, Koot S, Scholten H. Feasibility of the cross-cultural dementia screening. European Geriatric Medicine. 2015;6:S49.
76. Goudsmit M, Nielsen TR, Parlevliet J, Uysal Ö. Dementia screening and the elderly migrant: Obstacles and solutions in an european perspective. European Geriatric Medicine. 2013;4:S1.
77. Hinton L, Franz C, Friend J. Pathways to dementia diagnosis: evidence for cross-ethnic differences. Alzheimer disease and associated disorders. 2004;18(3):134-144.
78. Daker-White G, Beattie AM, Gilliard J, Means R. Minority ethnic groups in dementia care: a review of service needs, service provision and models of good practice. Aging & mental health. 2002;6(2):101-108.
79. Santoso LF, Erkkinen EE, Deb A, Adon C. HIV-associated dementia in the Dominican Republic: A consequence of stigma, domestic abuse and limited health literacy. BMJ Case Reports. 2016;2016.
80. Noble JM, Hedmann MG, Williams O. Improving dementia health literacy using the FLOW mnemonic: pilot findings from the Old SCHOOL hip-hop program. Health education & behavior : the official publication of the Society for Public Health Education. 2015;42(1):73-83.
81. Krohne K, Slettebø Å, Bergland A. Cognitive screening tests as experienced by older hospitalised patients: a qualitative study. Scandinavian journal of caring sciences. 2011;25(4):679-687.
82. Moon Y, Lee H, NamGung OK, Han SH. Which Stratum of Urban Elderly Is Most Vulnerable for Dementia? Journal of Korean Medical Science. 2016;31(10):1635-1640.
83. Dale W, Hougham GW, Hill EK, Sachs GA. High interest in screening and treatment for mild cognitive impairment in older adults: A pilot study. Journal of the American Geriatrics Society. 2006;54(9):1388-1394.

III 문헌리뷰 1

참고문헌

84. Gunn W, Smedley R, Edwards D, Asthana S, Gleason C. Willingness to be screened for mild cognitive impairment in a community sample of african-americans: Role of stigma and social support. Alzheimer's and Dementia. 2013;9(4):P474-P475.
85. Sternberg SA, Wolfson C, Baumgarten M. Undetected dementia in community-dwelling older people: The Canadian study of health and aging. Journal of the American Geriatrics Society. 2000;48(11):1430-1434.
86. Draper B, Cations M, White F, et al. Time to diagnosis in young-onset dementia and its determinants: The INSPIRED study. International journal of geriatric psychiatry. 2016.
87. Sousa MFB, Santos RL, Nogueira ML, et al. Awareness of disease is different for cognitive and functional aspects in mild Alzheimer's disease: A one-year observation study. Journal of Alzheimer's Disease. 2015;43(3):905-913.
88. Hughes T, Tyler K, Danner D, Carter A. African American caregivers An exploration of pathways and barriers to a diagnosis of Alzheimer's disease for a family member with dementia. Dementia. 2009;8(1):95-116.
89. Knopman D, Donohue JA, Gutterman EM. Patterns of care in the early stages of Alzheimer's disease: impediments to timely diagnosis. Journal of the American Geriatrics Society. 2000;48(3):300-304.
90. Bond J, Stave C, Sganga A, O'Connell B, Stanley RL. Inequalities in dementia care across Europe: key findings of the Facing Dementia Survey. International journal of clinical practice Supplement. 2005;59(146):8-14.
91. Van Vliet D, De Vugt ME, Bakker C, et al. Caregivers' perspectives on the pre-diagnostic period in early onset dementia: A long and winding road. International Psychogeriatrics. 2011;23(9):1393-1404.
92. Maust DT, Onyike CU, Sheppard JM, et al. Predictors of caregiver unawareness and nontreatment of dementia among residents of assisted living facilities: the Maryland Assisted Living Study. The American journal of geriatric psychiatry : official journal of the American Association for Geriatric Psychiatry. 2006;14(8):668-675.
93. Morhardt D, Pereyra M, Iris M. Seeking a diagnosis for memory problems: the experiences of caregivers and families in 5 limited English proficiency communities. Alzheimer disease and associated disorders. 2010;24 Suppl:S42-48.
94. Mukadam N, Cooper C, Basit B, Livingston G. Why do ethnic elders present later to UK dementia services? A qualitative study. International psychogeriatrics / IPA. 2011;23(7):1070-1077.
95. Connell CM, Gallant MP. Spouse caregivers' attitudes toward obtaining a diagnosis of a dementing illness. Journal of the American Geriatrics Society. 1996;44(8):1003-1009.
96. Speechly CM, Bridges-Webb C, Passmore E. The pathway to dementia diagnosis. Medical Journal of Australia. 2008;189(9):487-489.
97. Connell CM, Roberts JS, McLaughlin SJ, Carpenter BD. Black and White Adult Family Members' Attitudes Toward a Dementia Diagnosis. Journal of the American Geriatrics Society. 2009;57(9):1562-1568.
98. Lin KN, Liao YC, Wang PN, Liu HC. Family members favor disclosing the diagnosis of Alzheimer's disease. International Psychogeriatrics. 2005;17(4):679-688.
99. de Vugt ME, Verhey FR. The impact of early dementia diagnosis and intervention on informal caregivers. Progress in neurobiology. 2013;110:54-62.
100. Phillipson L, Magee C, Jones S, Reis S, Skaldzien E. Dementia attitudes and help-seeking intentions: an investigation of responses to two scenarios of an experience of the early signs of dementia. Aging & mental health. 2015;19(11):968-977.
101. Wortmann M, Andrieu S, Mackell J, Knox S. Evolving attitudes to Alzheimer's disease among the general public and caregivers in Europe: findings from the IMPACT survey. The journal of nutrition, health & aging. 2010;14(7):531-536.
102. Bond J, Graham N, Padovani A, Mackell J, Knox S, Atkinson J. Screening for cognitive impairment, Alzheimer's disease and other dementias: Opinions of European caregivers, payors, physicians and the general public. Journal of Nutrition Health & Aging. 2010;14(7):558-562.
103. Teel CS. Rural practitioners' experiences in dementia diagnosis and treatment. Aging and Mental Health. 2004;8(5):422-429.
104. Van Hout HPJ, Vernooij-Dassen MJFJ, Hoefnagels WHL, Grol RPTM. Measuring the opinions of memory clinic users:Patients, relatives and general practitioners. International journal of geriatric psychiatry. 2001;16(9):846-851.
105. Connell CM, Scott Roberts J, McLaughlin SJ, Akinleye D. Racial differences in knowledge and beliefs about Alzheimer disease. Alzheimer disease and associated disorders. 2009;23(2):110-116.
106. Yu H, Wang X, He R, Liang R, Zhou L. Measuring the Caregiver Burden of Caring for Community-Residing People with Alzheimer's Disease. PloS one. 2015;10(7):e0132168.
107. Zawadzki L, Mondon K, Peru N, et al. Attitudes towards Alzheimer's disease as a risk factor for caregiver burden. International Psychogeriatrics. 2011;23(9):1451-1461.
108. Lord K, Livingston G, Cooper C. A systematic review of barriers and facilitators to and interventions for proxy decision-making by family carers of people with dementia. International psychogeriatrics / IPA. 2015;27(8):1301-1312.
109. Juárez-Cedillo T, Jarillo-Soto EC, Rosas-Carrasco O. Social representation of dementia and its influence on the search for early care by family member caregivers. American journal of Alzheimer's disease and other dementias. 2014;29(4):344-353. 110)Szymczynska P, Innes A, Mason A, Stark C. A review of diagnostic process and postdiagnostic support for people with dementia in rural areas. Journal of primary care & community health. 2011;2(4):262-276.
110. Peterson K, Hahn H, Lee AJ, Madison CA, Atri A. In the Information Age, do dementia caregivers get the information they need? Semi-structured interviews to determine informal caregivers' education needs, barriers, and preferences. BMC geriatrics. 2016;16(1):164.

III 문헌리뷰 1

참고문헌

112. Streams ME, Wackerbarth SB, Maxwell A. Diagnosis-seeking at subspecialty memory clinics: Trigger events. International journal of geriatric psychiatry. 2003;18(10):915-924.
113. Pathak KP, Montgomery A. General practitioners' knowledge, practices, and obstacles in the diagnosis and management of dementia. Aging & mental health. 2015;19(10):912-920.
114. Ahmad S, Orrell M, Iliffe S, Gracie A. GPs' attitudes, awareness, and practice regarding early diagnosis of dementia. British Journal of General Practice. 2010;60(578):e360-e365.
115. Grace L, Sandfield A, McGeown WJ. Dementia diagnosis in primary care: A qualitative study of gp attitudes and practices in the east of England. Alzheimer's and Dementia. 2015;11(7):P524.
116. Koch T, Iliffe S, project E-E. Rapid appraisal of barriers to the diagnosis and management of patients with dementia in primary care: a systematic review. BMC family practice. 2010;11:52.
117. Mann E. Diagnosis of dementia in primary care: Chances to remove barriers. Zeitschrift fur Allgemeinmedizin. 2010;86(11):420-424.
118. Paterson NE, Pond D. The barriers to the early diagnosis of dementia and diagnostic disclosure in primary care. Alzheimer's and Dementia. 2009;5(4):185.
119. Vernooij-Dassen MJ, Moniz-Cook ED, Woods RT, et al. Factors affecting timely recognition and diagnosis of dementia across Europe: from awareness to stigma. International journal of geriatric psychiatry. 2005;20(4):377-386.
120. Sourdet S, Andrieu S, Vellas B. Understanding perception and attitudes towards Alzheimer's disease in France: IMPACT survey. Cahiers de l'Annee Gerontologique. 2011;3(3):141-149.
121. Cahill S, Clark M, Walsh C, O'Connell H, Lawlor B. Dementia in primary care: the first survey of Irish general practitioners. International journal of geriatric psychiatry. 2006;21(4):319-324.
122. Iliffe S, Wilcock J. The identification of barriers to the recognition of, and response to, dementia in primary care using a modified focus group approach. Dementia. 2005;4(1):73-85.
123. Huang H-L, Shyu Y-IL, Huang H-L, et al. Factors associated with dementia care practices among community health nurses: results of a postal survey. International journal of nursing studies. 2013;50(9):1219-1228.
124. Coll De Tuero G, Garre-Olmo J, Lpez-Pousa S, Vilalta J, Limon E, Caja C. Perception, attitudes and needs of primary care professionals as regards the patient with dementia. Atencion Primaria. 2011;43(11):585-594.
125. Kaduszkiewicz H, Wiese B, van den Bussche H. Self-reported competence, attitude and approach of physicians towards patients with dementia in ambulatory care: results of a postal survey. BMC health services research. 2008;8(1):1.
126. Ólafsdóttir M, Foldevi M, Marcusson J. Dementia in primary care: Why the low detection rate? Scandinavian Journal of Primary Health Care. 2001;19(3):194-198.
127. Renshaw J, Scurfield P, Cloke L, Orrell M. General practitioners' views on the early diagnosis of dementia. British Journal of General Practice. 2001;51(462):37-38.
128. Brodaty H, Howarth GC, Mant A, Kurrle SE. General practice and dementia. A national survey of Australian GPs. The Medical Journal of Australia. 1994;160(1):10-14.
129. Milne AJ, Hamilton-West K, Hatzidimitriadou E. GP attitudes to early diagnosis of dementia: evidence of improvement. Aging & mental health. 2005;9(5):449-455.
130. Moore V, Cahill S. Diagnosis and disclosure of dementia--a comparative qualitative study of Irish and Swedish General Practitioners. Aging & mental health. 2013;17(1):77-84.
131. Mennie ME, Holloway SM, Brock DJH. Attitudes of general practitioners to presymptomatic testing for Huntington's disease. Journal of Medical Genetics. 1990;27(4):224-227.
132. Macdonald AJD, Woods RT. Attitudes to dementia and dementia care held by nursing staff in U.K. "non-EMI" care homes: What difference do they make? International Psychogeriatrics. 2005;17(3):383-391.
133. Wilkinson D, Sganga A, Stave C, O'Connell B. Implications of the Facing Dementia Survey for health care professionals across Europe. International Journal of Clinical Practice. 2005;59(s146):27-31.
134. Murphy K, O'Connor DA, Browning CJ, et al. Understanding diagnosis and management of dementia and guideline implementation in general practice: a qualitative study using the theoretical domains framework. Implementation Science. 2014;9.
135. Milne AJ, Woolford HH, Mason J, Hatzidimitriadou E. Early diagnosis of dementia by GPs: An exploratory study of attitudes. Aging and Mental Health. 2000;4(4):292-300.
136. Martinez-Lage P, Frolich L, Knox S, Berthet K. Assessing physician attitudes and perceptions of Alzheimer's disease across Europe. The journal of nutrition, health & aging. 2010;14(5):537-544.
137. Overcoming barriers to early dementia diagnosis. The Lancet. 2008;371(9628):1888.
138. Stewart TV, Loskutova N, Galliher JM, et al. Practice patterns, beliefs, and perceived barriers to care regarding dementia: A report from the American Academy of Family Physicians (AAFP) National Research Network. Journal of the American Board of Family Medicine. 2014;27(2):275-283.
139. Hinton L, Franz CE, Reddy G, Flores Y, Kravitz RL, Barker JC. Practice constraints, behavioral problems, and dementia care: Primary care physicians' perspectives. Journal of general internal medicine. 2007;22(11):1487-1492.
140. Downs M, Cook A, Rae C, Collins K. Caring for patients with dementia: the GP perspective. Aging & mental health. 2000;4(4):301-304.

2. 치매 조기발견 및 진단에 관한 학회지에 게재된 개입 사례

요지

세계적인 치매 환자 증가로 치매 선별검사 및 조기발견의 중요성이 연구 분야에서 한층 더 제기되고 있다. 그러나 선별검사의 중요성을 강조한 여러 연구가 존재함에도 불구하고 관련 커뮤니케이션 캠페인이나 개입 프로그램에 관한 평가 견해는 한정적이다. 따라서 두 번째 연구 과제로서 "치매 조기발견·조기진단을 목적으로 한 커뮤니케이션 캠페인, 혹은 개입 프로그램의 성공/실패 요인이 무엇인가?"를 설정했다.

III 문헌리뷰 2
요지

두번째 연구 과제에 응하기 위해 맥캔글로벌헬스 및 하버드대학 연구자들은 광범위한 문헌리뷰를 실시했다. 문헌리뷰에는 2016년 10월 1일까지 PubMed, Embase, Web of Science 상에서 공개된 사독을 받은 논문이 포함되며 "치매" "진단" "선별검사" "발견" "캠페인" "헬스 프로모션"과 같은 키워드가 검색되었다. 또한 3가지 데이터베이스에 더해 일반적 검색엔진인 Google 검색 기능을 사용한 문헌 검색도 이루어졌다.

그 결과 연구과제 2와 관련된 총 12편의 논문이 선정되었다. 특정된 12편 논문의 상세 리뷰를 통해 성공한 개입은 일반시민 및 치매 고위험자를 대상으로 한 지역사회 선별 검사 프로그램을 포함할 것이 밝혀졌다. 이러한 개입은 치매 및 치매 선별검사 지식과 인식 향상에 초점을 두고 있으며 선별검사 및 조기발견에 대한 이점을 주요 메시지로서 제시했다.

성공적 개입 프로그램의 구체적인 접근방법에는 소집단 섹션, 전화통화를 통한 선별검사, 지역적 접근 및 일차 의료 진료소에서의 선별검사 프로그램 등이 포함된다. 또한 문헌에 따르면 의료종사자의 트레이닝을 실시하는 개입은 치매 증상과 조기발견에 대한 지식 향상과 태도 변화를 목적으로 한 개입과 마찬가지로 의사의 치매 진단 및 증상 관리를 개선시켰다. 본 리뷰를 통해 특정된 효과적 개입 내용과 특징에 대해서는 치매 선별 검사 및 조기진단 관련 정책, 캠페인, 프로모션 입안에 있어 고려되어야 한다.

| III | 문헌리뷰 2

본문

a. 머리말

b. 조사방법

c. 결과

d. 추출된 개입 프로그램 개요

e. 부록 (해당 영어논문 요약)

f. 참고문헌

III 문헌리뷰 2

a. 머리말

급속히 증가하는 치매는 세계적인 공중보건 분야에서의 매우 중요한 과제이다. 현재 세계적으로 약 3,600만명의 치매 환자가 존재한다고 보고되고 있다[1]. 세계 알츠하이머 보고서에 따르면 치매를 앓는 환자수는 2030년까지 6,600만명, 2050년까지 1억 1,500만명에 달한다고 예측된다[1].

선행연구에 따르면 치매 조기발견은 환자 뿐만 아니라 간병인과 가족에게도 이익을 가져온다. 그 이유는 조기발견은 신속한 의료서비스 제공 및 지원 등으로의 접근을 가능하게 하며 환자 회복률 및 간병인과 가족의 삶의 질(QOL) 향상에 이바지하기 때문이다[2]-[6].

치매 선별검사 및 조기발견 향상을 위한 효과적 전략의 중요성을 강조한 여러 연구가 존재함에도 불구하고 치매 조기발견 및 진단 촉진이라는 주제에 특화된 효과적 커뮤니케이션 캠페인이나 개입 프로그램의 특징에 대한 조사연구는 적으며 견해는 한정 적이다.

이어서 문헌리뷰2에서는 기존 연구의 광범위한 리뷰에 의한 치매 조기발견 및 조기진단을 목적으로 한 커뮤니케이션 캠페인과 개입 프로그램 성공·실패 요인의 특정을 목적으로 했다.

연구과제2: 치매 조기발견 및 조기진단을 목적으로 한 커뮤니케이션 캠페인과 개입 프로그램의 성공·실패 요인

III 문헌리뷰 2

b. 조사방법

연구과제2에 응하기 위해 우리는 첫 번째 연구과제 시 사용한 방법과 유사한 방법을 사용했다. 구체적으로 주로 2가지 절차를 거쳐서 관련 문헌을 특정했다.

[1]의료·공중위생 및 심리 계열 데이터베이스인 PubMed, Embase, 및 Web of Science의 광범위에 걸친 문헌 검색, 및 [2]3명의 조사원에 의한 독립된 새로운 선별검사이다. 먼저 3가지 주요 데이터베이스인 PubMed, Embase, 및 Web of Science를 사용한 광범위에 걸친 리뷰를 2016년 10월 1일까지에 공표된 관련 문헌에 대해 실시했다.

PubMed에 의한 검색은 미국국립의학도서관이 정하는 생명과학용어집(시소러스)인 MeSH(Medical Subject Headings)을 사용했다. 또한 키워드에 대해서 적어도 하나의 섹션에 대해서 이하 한 가지를 포함한 것을 검색 대상으로 했다:

섹션1 : dementia OR Alzheimer, AND 섹션2 : diagnosis, mass screening test, detection, testing, OR recognition, AND 섹션3 : health promotion, campaign, screening program, OR screening intervention
검색식 1 :
("Dementia"[mesh] OR alzheimer*[tiab] OR dementia*[tiab])AND("Diagnosis"[Mesh] OR "diagnosis"[Subhead- ing] OR "Mass Screening"[Mesh] OR diagnos*[tiab] OR screen*[tiab] OR testing[tiab] OR tested[tiab] OR detection[tiab] OR test[tiab] OR recognition[tiab])AND("Health Promotion"[Mesh] OR campaign*[tiab] OR promotion*[tiab] OR promoting[tiab] OR(screening program[tiab])OR (detection program[tiab]) OR (screening promotion[tiab]) OR(screening intervention[tiab]))

이어서 Embase검색에 대해서는 동 데이터베이스에서 이용되는 계층 구조를 가진 통제 색인어 사전인 Emtree를 이용하여 적어도 하나의 섹션에 이하 한가지 Emtree, 혹은 키워드를 포함한 것을 검색 대상으로 했다:

섹션1 : dementia OR Alzheimer, AND 섹션2 : diagnosis, screening, detection, test, OR recognition AND 섹션 3 : health promotion, campaign, OR detection program
검색식 2 :
('dementia'/exp OR 'dementia' OR alzheimer*:ab,ti OR dementia:ab,ti AND [embase]/lim) AND ('diagnosis'/ exp OR diagnosis:ab,ti OR 'mass screening'/exp OR mass AND screening:ab,ti OR 'screening'/exp OR screen*:ab,ti OR test*:ab,ti OR detection*:ab,ti OR recognition*:ab,ti AND [embase]/lim) AND ('health promotion'/exp OR campaign*:ab,ti OR promotion*:ab,ti OR promoting:ab,ti OR 'detection program'*:ab,ti OR((screen* OR detection) NEAR/3 program*):ab,ti OR ((screen* OR detection) NEXT/1 program*):ab,ti AND [embase]/lim)

마지막으로 Web of Science에 대해서는 적어도 하나의 섹션에서 이하 한 가지 키워드를 포함한 것을 검색 대상으로 했다:

섹션 1 : dementia OR Alzheimer, AND 섹션 2 : diagnosis, screening, detection, test, OR recognition, AND 섹션 3 : screening program, OR screen/detection promotion/program/campaign)
검색식 3 :
TS=("alzheimer*" OR "dementia")AND TS=("diagnosis*" OR "mass screening" OR "screen" OR "test" OR "detec- tion" OR "recognition")AND TS=("screening program" OR "campaign*" OR "promotion*" OR "promoting" OR((screen* OR detection)NEAR/3(program* OR campaign*)))

이상의 과정을 거쳐 각각 PubMedd에서 1,086편, Embased에서 1,023편, Web of Science에서 473편의 연구가 발견되었다. 또한 일반적 검색엔진인 Google 검색 기능을 이용해 문헌 검색을 실시하여 추가 연구가 특정되었다. 그 후 3명의 조사원이 독립해서 연구과제2에 관련된 것이라고 판단한 문헌을 각각 추출했다. 최종적으로 12개의 연구가 특정되며 문헌 리뷰 2에 추가되었다.

III 문헌리뷰 2

b. 조사방법

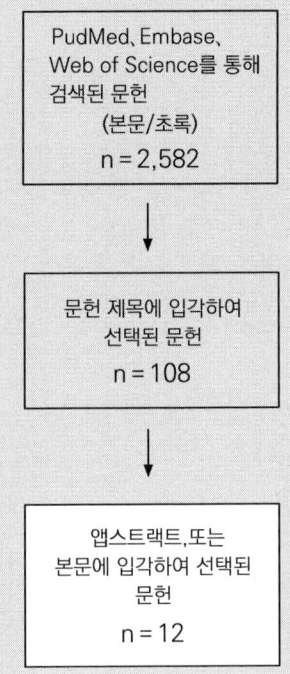

c. 결과

일반적으로 에비던스로서 평가할 수 있는 개입 프로그램은 매우 적었다. 첫 번째 검색 결과는 아주 많은 개입 프로그램에 관한 문헌을 특정했지만 대부분은 적절한 평가가 이루어지지 않아 본 리뷰에서 제외되었다. 또한 개입 프로그램 디자인에 대한 기술이 있음에도 결과가 제시되지 않는 문헌에 대해서도 리뷰에서 제외되었다.

본 리뷰에서 근거로서 평가 가능한 개입 프로그램이 상당히 적었다는 점은 개입 프로그램을 실시하는 실무자의 적절한 평가, 결과의 보고 부족이라는 큰 문제를 시사한다.

이하 본 리뷰의 적격 기준에 부합한 소수 프로그램을 일반시민, 간병인, 의료종사자 3가지로 분류하여 소개한다.

III 문헌리뷰 2

d. 추출된 개입 프로그램 개요

저자	발행연도	제목	목적	주요 발견
일반시민 및 환자의 조기발견 및 진단 프로그램				
Tarrant, S.H. et al.	2016	알츠하이머형 치매 이차예방을 위한 임상시험 피험자 모집을 목적으로 한 소 그룹 커뮤니티 베이스 개입의 유효성	NIH에 스폰서드된 알츠하이머형 치매 증상이 없는 자에 대한 항아밀로이드 치료 연구(A4) 피험자 모집을 위해 소규모 정보 섹션 실시, 효과 평가	소그룹 섹션은 대상 집단의 효과적 선별검사에 이바지함이 제시됨. 또한 사람들이 알츠하이머에 관한 연구의 중요성을 이해하여 연구 참여에 이르는 확률 향상.
Wray, L.O. et al.	2013	일차의료의 미진단 치매 발견율 향상 프로그램 및 의료이용과의 관련	본 연구의 목적은 알츠하이머형 치매를 비롯한 치매 조기발견 및 일차의료 진료소의 질 향상을 통한 치매질환자의 건강 아웃캄 향상	치매 위험요인을 가진 환자를 위한 적극적 선별검사의 효과성이 시사됨.
Suzuki, T. et al.	2007	가정내 활동 기록에 의한 치매 조기발견을 위한 새로운 접근	"감시보호 센서"가 치매 조기발견에 도움되는지에 대한 여부 평가. 센서는 외출 횟수, 수면량, 수면 중단 횟수, 수면리듬 등 라이프 스타일에 관한 변수 기록	치매 위험요인이 높은 환자의 증상의 조기발견에는 비침습성 센서를 이용한 Digital phenotypiing 사용 가능성이 있음.
Lawrence, D.A. et al.	2003	커뮤니티의 대규모 메모리스크리닝 (Memory screening) 실행 가능성 ~지역에서 실시된 인지 기능검사에 따른 지견~	대규모 인지기능검사 프로그램의 "치매 리스크가 있으며 폴로업 평가가 필요한 고령자"의 특정에 대한 유효 여부 평가	대상자는 이번 인지기능검사 프로그램이 의료시설에서 실시되지 않았기 때문에 검사 참여에 대해 다르게 느꼈을지도 모른다. 커뮤니티 검사 프로그램은 우울증, 알콜의존증, 불안과 관련한 정신장애 등을 위해 널리 실시되어 왔으나 본 연구 결과는 이 접근법의 치매 분야와의 응용 가능성을 시사.
Bayley, P.J. et al.	2015	국가수준 인지기능검사 프로그램에 따른 견해	지역 고령자를 대상으로 한 국가 수준 인지기능 검사 프로그램 결과 보고	학력이 낮은 자는 인지 기능 저하 위험이 높다는 과학적 근거를 지지하는 결과가 제시되며 치매 조기발견을 목적으로 한 커뮤니티에서의 인지기능검사에 대한 실현 가능성을 실증함.
Yang, J.S. et al.	2011	대만의 치매 선별검사 프로그램 평가연구: Theory of Planned Behavior 응용	대만에서 실시된 Theory of Planned Behavior에 입각한 치매 선별검사 프로그램 결과 보고	대중 매체 캠페인의 좋은 사례가 제시됨. 프로그램 결과와 Theory of Planned Behavior 이론 모델과의 관련성에 대한 명확한 제시 없음

문헌리뷰 2
d. 추출된 개입 프로그램 개요

저자	발행연도	제목	목적	주요 발견
예방적 개입				
Du, L. and Hu, J.	2016	노인홈의 "알츠하이머형 치매 및 건강증진 행동에 관한 지식"에 대한 건강교육 결과: 파일럿 연구	본 파일럿 연구에서는 중국 우한시 노인홈 고령자에 대해 알츠하이머형 치매와 보다 나은 건강 아웃캠을 가져오는 생활습관에 대한 교육	본 연구는 치매에 관한 지식을 국제적으로 비교 가능하게 하는데 활용가능한 척도 개발에 이어짐
웰빙에 관한 개입				
Buettner, L.L. & Fitzsimmons, S.	2009	조기 치매의 건강 촉진	조기 치매 환자에게 12주간에 걸친 건강증진코스 제공, 코스 유효성 평가	조기 치매 환자에 대한 교육의 잠재적 유효성 제시
정보 보급				
Cheng, S.	2011	중국 커뮤니티의 치매에 관한 정보 폭로가 야기하는 편견 및 치매 케어에 대한 태도에 대한 영향	사람들이 치매 관련 정보 취득 후, 치매에 대한 편견 정도와 치매 진단에 대한 태도의 변화 여부에 대한 평가	본 연구는 치매에 관한 정보 취득과 치매에 대한 편견 저하와의 관련을 관찰한 첫 연구이며 치매에 대한 편견 저하 관련 요인 특정
간병인에 관한 것				
Livingston, G. et al.	2013	치매 환자의 가족 간병인의 정신건강 향상을 위한 대처전략 프로그램(START, STRAtegies for RelaTives) 임상적 유효성: 실천적 랜덤화비교 시험	치매 환자 가족을 위한 대처전략 프로그램(인지행동요법)의 정신건강 향상 효과 여부에 대한 평가	본 프로그램은 한해에 걸쳐 진행되므로 가족 간병인의 정신건강 개선 평가가 가능
의료종사자에 관한 것				
Edwards, S.E. et al.	2015	치매의 환자 중심 대응을 촉진하는 일차의료를 위한 교육적 개입 개발 및 평가	일차의료 제공자에 의한 조기진단은 중요하지만 현장 치매 선별검사는 거의 진행되어 있지 않음. 본 연구는 일차의료 제공자와 인지기능 저하 경험자와의 교류 방법 변화를 목적으로 함.	일차의료 환경에서의 교육 프로그램이 효과적인 가능성이 있음
Downs, S. et al.	2006	일차의료의 치매 발견 및 관리 개선을 위한 교육적 개입 유효성: 클러스터 랜덤화비교 연구	교육적 개입이 일차의료 환경에서 의사의 치매 진단 및 치매 관리를 유의미하게 개선했는지에 대한 평가	의사의 의사결정 지원 도구인 소프트웨어, 및 실천 베이스인 워크숍은 일차의료에서의 치매 진단 향상에 효과적임을 시사

III 문헌리뷰 2

e. 부록 (당해 영어논문 요약)

일반시민 및 환자의 조기발견/진단 프로그램

The effectiveness of Small-group Community-based Information Sessions on Clinical Trial Recruitment for Secondary Prevention of Alzheimer's Disease

Country	USA	Year paper was published	2016
Purpose	\multicolumn{3}{l|}{To recruit patients for the NIH-sponsored Anti-amyloid treatment in Asymptomatic Alzheimer (A4), a small information session was conducted and its effects were evaluated.}		
Methods	\multicolumn{3}{l|}{Fist, the University of Kentucky public relations and marketing departments in conjunction with the researchers of this paper sent out information on the session through local television channels, radio stations, and newspapers. After that, telephone interviews were conducted to screen participant and resulted in 127 participants for the session. 112 of the participants were part of the small group session(each group consisted of 12 participants) and the rest of the participants - 15 of them - were part of the one-on- one session. The effectiveness of the session were evaluated.}		
Results	\multicolumn{3}{l|}{Small group session is an effective way to gather participants for screening, reducing the one-on-one time required for gaining consent. The small group session has helped people understand the significance of participating in Alzheimer's screening research, has given people more confidence taking part in it, and, ultimately, has increased the probability that people will participate in this study.}		
Selected Limitation	\multicolumn{3}{l|}{• Generalizability of approach to other settings is uncertain • This study doesn't tell us what should be the optimal number of people in each small group}		
Key Lesson	\multicolumn{3}{l|}{Group Dynamic Theory may be helpful to develop these kinds of programs}		

Reference Information

S.D. Tarrant, S.H. Bardach, et al.(2017). The effectiveness of Small-group Community-based Information Sessions on Clinical Trial Recruitment for Secondary Prevention of Alzheimer's Disease. Alzheimer Dis Assoc Disord. Vol31.(2).

문헌리뷰 2

e. 부록 (당해 영어논문 요약)

일반시민 및 환자의 조기발견/진단 프로그램

A Program to Improve Detection of Undiagnosed Dementia in Primary Care and Its Association with Healthcare Utilization

Country	USA	Year paper was published	2014
Purpose	Few veterans who have dementia utilize primary care clinics. Even when primary care clinics could offer them adequate care, they choose to use inpatient services, caus- ing problems in healthcare utilization. Based on risk factors available from electronic medical records, telephone-based cognitive screenings were conducted. The aim was to improve the health outcomes of dementia patients by detecting dementia, including Alzheimer's disease, early in its stages, and by improving the quality of primary care clinics.		
Methods	Within the two years of the study, 5333 veterans who were 70 years or older made appointments to see their primary care provider. A standard to evaluate if a person was diagnosed with dementia or not was established. Selected people who were at risk for dementia based on the patient's disease history and treatment history in the electronic medical record. These people underwent a simple telephone-based dementia screening(The Blessed Orientation Memory and Concentration [BOMC]). People who tested positive were followed up by phone or reassessed, and were introduced to a primary care physician. Subsequently, consent was gained from both the patient and the physician for the patient to be referred to a specialist.		
Results	People who were at risk of dementia were placed in either the group that was screened or the group that was not screened, and their rates of early detection were compared. This program helped increase the rate of early detection.		
Selected Limitation	• Is the intervention generalizable to non-veteran populations? • Unsure of the differences in skills of the healthcare professionals and staffs • Unclear if knowledge before the intervention affected patient health-seeking behav- ior in this study		
Key Lesson	Active screening for patients who are at risk of dementia may be effective.		

Reference Information

L.O. Wray, M. Wade, et al.(2014). A Program to Improve Detection of Undiagnosed Dementia in Primary Care and Its association with Healthcare Utilization. Am J Geriatr Pyschiatry. Vol22.(11).

III 문헌리뷰 2
e. 부록 (당해 영어논문 요약)

일반시민 및 환자의 조기발견/진단 프로그램

New Approach for the Early Detection Dementia by Recording In-House Activities			
Country	Japan	Year paper was published	2007
Purpose	People with dementia often have difficulty sleeping and/or experience a decline in their physical activity. To assess if "Mimamori sensor"(a sensor developed by Matsushita Electronics) -- which records an older person's lifestyle(including the number of times left the house, the amount of sleep, the number of times sleep was disrupted, and the sleep rhythm) -- could assist in early detection of dementia.		
Methods	The sensors were distributed to 14 elderly people(67-90 years old) who lived alone in Matsumoto City. After the intervention, the Mini Mental State Examination(MMSE) was conducted to assess cognitive function. Additionally, in order to validate results, participants were surveyed how many times they left the house and how many hours they slept.		
Results	The frequency of leaving the house and the hours of sleep could potentially be early indicators of dementia. People who had a decline in cognitive function(MMSE < 24) ventured outside less and slept less compared to people who scored higher on the MMSE. Additionally, monitoring of life by using passive infrared sensors appears to be and efficient method to detect and assess dementia.		
Limitation	• Small number of participants • Potential cost of the sensors		
Key Lesson	Digital phenotyping using non-invasive sensors could potentially be used in the early detection of deterioration among patients who are at high risk for dementia.		

Reference Information

T. Suzuki, S. Murase, et al.(2007). New Approach for the Early Detection Dementia by Recording In-House Activities. Telemedicine and e-Health. Vol13.(1).

문헌리뷰 2

e. 부록 (당해 영어논문 요약)

일반시민 및 환자의 조기발견/진단 프로그램

\	Is large-scale community memory screening feasible? Experience from a regional memory-screening day		
Country	USA	Year paper was published	2003
Purpose	To evaluate if a large-scale memory screening program is effective in detecting older people who are at risk of dementia and consequently would need follow-up assessment.		
Methods	A total of 659 people took part in the program. There were 497 people who were screened on the day of the event and 162 people who were screened at a later date. On the screening day, physician volunteers who received training assessed 497 people from one of ten regions in the New England area. Participants who couldn't make it to the event received screening the following month at locations that provided this service. On screening day, participants were screened by a 7 minutes screen(7MS) after a lecture they received. They were immediately notified of the result of the screening and received follow-up information. Participants and the volunteer physicians were surveyed for a year after the event.		
Results	16.7% of the participants scored highly on the 7MS, and were recommended to see their primary care physician(PCP). Out of those people, 64% followed up and went to go see their PCP. 38% of the highly scored participants are currently being diagnosed. Out of those participants who we were able to obtain follow-up data, 9% were diagnosed with Alzheimer's disease and 8% were able to confirm their diagnosis made prior to the event. Additionally, participants gave feedback that the lecture and education on early detection given to them before the screening event was very helpful.		
Limitation	• Healthy volunteer bias - People attending events this kind might be limited to those who are healthy. • 7MS is not a screening tool specific for dementia so the sensitivity(lack of false negatives) is not clear.		
Key Lesson	• A regional screening program could be effective for people who are unaware of their cognitive problems. • The significance of community screening(to screen at places other than health- care facilities) is that potential patients may feel differently about participating in screening since they're not being conducted at healthcare facilities or the primary care physicians may not be proactively screening patients. Community screening programs have been widely implemented for psychiatric disorders related to depression, alcoholism, and anxiety; this study's results suggest the potential for extending this approach to detect dementia.		

Reference Information

J.M. Lawrence, D.A. Davidoff, et al.(2003). Is large-scale community memory screening feasible? Experience from a regional memory-screening day. J Am Geriatr Soc. Vol51.(8).

III 문헌리뷰 2
e. 부록 (당해 영어논문 요약)

일반시민 및 환자의 조기발견/진단 프로그램

Findings from the National Memory Screening Day Program

Country	USA	Year paper was published	2015
Purpose	\multicolumn{3}{l	}{To report the results from a national memory screening program that targeted older people living in communities.}
Methods	\multicolumn{3}{l	}{The Alzheimer's Foundation of America sponsored this program in various U.S. communities. 2,334 communities participated and a total of 60,000 people were screened. Data was received from 48 communities that agreed to share their records. Out of 4,369 participants, data of 3,064 individuals met the criteria and was further analyzed. Participants were surveyed about their basic information at the event. Each community chose one of the seven screening tools(Mini-Cog, General Practitioner assessment of Cognition, Memory Impairment Screen, Kokmen Short test of Mental Status, Mini-Mental State Examination, Montreal Cognitive Assessment, Saint Luis University Mental Status Examination) to use for their screening.}
Results	\multicolumn{3}{l	}{11.7% of the participants failed the screening. Many participants who failed tended to be older in age and received less education. 2,772 people - 74.5% of the participants - showed concern for their memory. Out of those who voiced their concern, 11.9% failed the screening. The proportion of people who failed the screening was similar to the proportion of American people with dementia.}
Limitation	\multicolumn{3}{l	}{• Healthy volunteer bias • The participation rate cannot be calculated since denominator data were not available.}
Key Lesson	\multicolumn{3}{l	}{• Supports the evidence that people with less education are more vulnerable to decline in cognitive function • Demonstrates the feasibility of conducting community screenings to detect dementia early}

Reference Information

P.J. Bayley, J.Y. Kong, et al.(2015). Findings from the National Memory Screening Day Program. J Am Geriatr Soc. Vol63.(2).

문헌리뷰 2

e. 부록 (당해 영어논문 요약)

일반시민 및 환자의 조기발견/진단 프로그램

An evaluation study of a dementia screening program in Taiwan: an application of the theory of planned behaviors			
Country	Taiwan	Year paper was published	2011
Purpose	To report the results of a screening program based on the Theory of Planned Behavior conducted in Taiwan.		
Methods	Taiwan's Catholic Foundation of Alzheimer's Disease and Related Dementia in Taiwan (CFAD) conducted the program. a) TV commercials, prints, and press events involving celebrities, b) copies of Short Portable Mental Status Questionnaire(SPMSQ) distributed, c) TV commercial and radio broadcasting on SPMSQ(January - April 2004), d) CFAD directors and physicians promoting activities done on radio and communities, e) the Northern, Central, Southern Taiwan Elderly Consultation Centers and related social service centers providing information and discussion centers. People, within the 6 month period, who contacted the phone number designated for screening was screened and followed up by phone. After explaining the purpose of the SPMSQ, people were screened and the effectiveness of the screen was assessed. A phone-call follow up was done; 108 people were followed up.		
Results	333 people contacted the phone number, and 108 people were able to complete follow up. The most common source of information was TV(62.3%). The most common reason to be screened was because the person felt a decline in cognitive function (78.7%). The screening results showed 21.9% of participants to have mild cognitive impairment, 1.4% to have moderate cognitive impairment, and 2.7% to have severe cognitive impairment. SPMSQ is an effective way to detect people who are thought to have dementia. Also, the screening program have improved healthcare utilization.		
Limitation	• Accuracy of SPMSQ(it is a screening tool and not a diagnostic tool) • Can the program be scale up? • Lack of a control group for evaluating this intervention		
Key Lesson	A good example of carrying out a mass media campaign. Many uncertainties on the association between the program's results and the logic model(based on theory).		

Reference Information

P. Yang, J.S. Tang, et al.(2012). An evaluation study of a dementia screening program in Taiwan: an application of the theory of planned behaviors. J Gerontol Soc Work. Vol55.(7).

Ⅲ 문헌리뷰 2
e. 부록 (당해 영어논문 요약)

예방적 개입

The effects of health education on knowledge about Alzheimer's disease and health-promoting behaviours of older Chinese adults in a nursing home: A pilot study

Country	China	Year paper was published	2016
Purpose	This pilot study educated elderly nursing home residents in Wuhan, China on Alzheimer's disease and lifestyles that would lead to better outcomes. The effectiveness of the intervention was assessed.		
Methods	35 elderly people(60 years or older) were recruited. As a group, they were given a mid-level health lecture(5 weeks long, 30-40 minutes per session). During the program, illustrated materials and videos were shown, and all the participants received these things at every session and data collection. Knowledge was measured before and after this intervention. Knowledge was measured by Alzheimer's Disease Knowledge Scale(ADKS). Health habits were measured by Health promoting lifestyle profile Ⅱ.		
Results	Knowledge on dementia and health habits improved after the intervention. This study has shown that the intervention was effective in increasing scores of these two things.		
Limitation	• Small sample size • ADKS has not been evaluated for its reliability and accuracy yet in China • Lack of a control group		
Key Lesson	• The study led to the development of a scale that could be used make comparisons of dementia knowledge internationally		

Reference Information

L. Du and J. Hu.(2016). The effects of health education on knowledge about Alzheimer's disease and health-promoting behaviours of older Chinese adults in a nursing home: A pilot study. Int J Nurs Pract. Vol22.(1).

문헌리뷰 2
e. 부록 (당해 영어논문 요약)

웰빙에 관한 개입

Promoting Health in Early-Stage Dementia

Country	USA	Year paper was published	2009
Purpose	The aim of this study was to provide early stage dementia patients with a 12-week health promotion course and to subsequently evaluate the effectiveness of the course. Course effectiveness was evaluated by determining if the patients had gained knowledge on health and if they were taking health-promoting actions. Education materials and courses will be developed based on the results of this study.		
Methods	Participants were recruited from the Alzheimer's Association branch office, a clinic, and through newspaper ads in Florida. As a part of the quasi-experimental design, there were three experimental groups and two control groups. The experimental groups were given lectures, whereas the control groups were given educational materials and told to maintain a healthy lifestyle. No lectures were given to the control groups. The experimental groups received education from Phase 1 through 3. All participants, before and after the experiment, received the Mini-Mental State Examination(MMSE) and tests that measure psychological well-being such as the Geriatric Depression Scale(GDS).		
Results	The difference between the experimental group's MMSE and GDS before and after the experiment were significantly different. the experimental group showed improvement in their MMSE scores, whereas the control group showed slight declines in their scores. Also, the experimental group showed a decline in their depression symptom whereas the control group showed an increase in their depression symptom. For the other tests that measured psychological well-being, there were no significant differences observed. The experimental group saw improvements in some of their health habits. On the other hand, there were no changes seen in other aspects of well-being including self-efficacy, self-esteem, perceived stress, and perceived quality of life.		
Limitation	• Since it was not a randomized control trial, there are slight differences between the groups already at baseline. • Not clear if the findings of this study can be applied to the general population since the participants were middle-income Caucasians living in rural nursing homes. • There were people who were not able to be followed up since the experiment was conducted during hurricane season • Since the effectiveness of the intervention was measured only in the short term, it is not known if the effectiveness lasts in the long run.		
Key Lesson	Demonstrates the potential effectiveness of education in early-stage dementia patients.		

Reference Information

L.L. Buettner and S. Fitzsimmons.(2009). Promoting Health in Early-Stage Dementia. J Gerontol Nurs. Vol35.(3).

Ⅲ 문헌리뷰 2
e. 부록 (당해 영어논문 요약)

정보 보급

The effects of exposure to scenarios about dementia on stigma and attitudes toward dementia care in a Chinese community

Country	China(Hong Kong)	Year paper was published	2011
Purpose	The aim of this study was to determine if people's stigmatizing attitudes and reactions to dementia diagnosis changes after they are exposed to information related to stigma.		
Methods	504 people were recruited from a university, job-training school, and community center, in Hong Kong. Of those recruited, 494 individuals were assigned to one of three groups(A=control group that just answers questions on stigma, B=experimental group that reads a story on a person with dementia symptoms before answering questions, C=same as group B except that the ending of their story says that the person with symptoms was diagnosed with dementia recently). The difference between groups was observed.		
Results	Regardless of whether the word "dementia" came up in the story or not, people exposed to information on dementia demonstrated a decrease in stigmatizing attitude (Group B, C)A). People who knew someone with dementia had a greater decrease in stigmatizing attitudes than those who didn't know anyone with dementia. Additionally, this same trend was observed more in people who were younger in age, had higher levels of education, and thought that treating dementia was possible.		
Limitation	• The long term effectiveness of this intervention in unknown • Generalizability		
Key Lesson	• First study to observe the relationship between exposure to information on dementia and reduction of stigma • Found factors that are related to reducing stigma • This study used the Japanese study on stigma as an example(Umegaki, H., Suzuki, Y. and Iguchi, A. Changes in the perception of dementia in Japan [2009])		

Reference Information

S. Cheng, L.C.W. Lam, et al.(2011). The effects of exposure to scenarios about dementia on stigma and attitudes toward dementia care in a Chinese community. Int Psychogeriatr. Vol23.(9).

문헌리뷰 2
e. 부록 (당해 영어논문 요약)

간병인에 관한 것

	Clinical effectiveness of a manual based coping strategy programme(START, STrAtegies for RelaTives) in promoting the mental health of carers of family members with dementia: pragmatic randomized controlled trial)			
Country	U.K.		Year paper was published	2013
Purpose	The aim of this study was to evaluate if a manual-based coping strategy program for family members of dementia patients could improve their mental health.			
Methods	Three mental health community service centers in London were the main locations for this randomized control trial. The program involved psychology graduate students(who haven't received clinical training) giving 8 sessions to the caregivers. In these sessions caregivers learned about places to get emotional support to deal with stress, skills in managing behaviors, ways to deal with situations where nothing can be done, acceptance, proactive communi- cation, relaxation, future planning, tips to increase fun activities, and ways to retain these learned behaviors/skills. Using the manual and relaxation CD, caregivers prac- tice these skills at home. Participants were 260 caregivers of dementia patients. Affective symptoms, depression, anxiety, quality of life between patient and caregiver, and the possibility of violent acts by the caregivers were measured.			
Results	173 out of the 260 caregivers were divided into the experimental and control groups (87 were in the experimental group). The program led to improvements in affective symptoms, depression symptoms, and quality of life of caregivers. However, there was no association with the quality of life of patients. Less act of violent to the patients were reported in the experimental group than the control group.			
Limitation	• Since the study only measured short term effectiveness, the long term effectiveness is still unknown(a follow-up study is being conducted now) • There is a possibility that this intervention is effective in reducing violence among caregivers, however, more research is needed			
Key Lesson	• Since this program was manualized, the improvement in the mental health of care- givers can be assessed.			

Reference Information

G. Livingston, J. Barber, et al.(2013). Clinical effectiveness of a manual based coping strategy programme(START, STrAtegies for RelaTives) in promoting the mental health of carers of family members with dementia: pragmatic randomized controlled trial. BMJ. Vol347.(f6276).

III 문헌리뷰 2
e. 부록 (당해 영어논문 요약)

의료종사자에 관한 것

The development and evaluation of an educational intervention for primary care promoting person-centered responses to dementia

Country	U.K.	Year paper was published	2015
Purpose	Early dementia diagnosis by primary care providers is important, but few primary care primary care providers interact with patients who are experiencing cognitive declines.		
Methods	An educational program for primary care staff(including physicians and other health- care professionals) was developed and pilot tested. 94 staff were assessed in terms of knowledge and attitude towards dementia before and after the intervention. Data of the physicians and related staff were analyzed separately.		
Results	The intervention improved knowledge and attitudes such as understanding of patient-centered dementia symptoms, attitudes towards early detection, and recogni- tion of dementia symptoms other than cognitive symptoms.		
Limitation	• Generalizability of results to other healthcare settings?(i.e. healthcare settings other than primary care) • Since the main objective of this study was to develop a program, the improvements observed in this study(knowledge and attitude) need further validation.		
Key Lesson	An educational program in a primary care setting may be effective.		

Reference Information

R. Edwards, S.E. Voss, et al.(2015). The development and evaluation of an educational intervention for primary care promoting person-centered responses to dementia. Dementia(London). Vol14.(4).

Ⅲ 문헌리뷰 2
e. 부록 (당해 영어논문 요약)

의료종사자에 관한 것

Effectiveness of educational interventions in improving detection and management of dementia in primary care: cluster randomized controlled study

Country	U.K.	Year paper was published	2006
Purpose	\multicolumn{3}{l|}{The aim of this study was to determine if an education intervention significantly improved}
Methods	\multicolumn{3}{l|}{Conducted an unblinded cluster randomized trial. The experiment also included a control group that was be measured before and after the intervention.}
Results	\multicolumn{3}{l|}{36 clinics took part in this study. The clinics were randomly assigned to different groups - 8 clinics were assigned a CD rom tutorial, 8 clinics were assigned a decision-making support tool software, 10 clinics were assigned a practice based workshop, and 10 clinics were assigned to the control group. Out of the 683 participants, 450 people who consented to sharing their medical records were analyzed. The results showed that the decision-making support tool software and the practice-based workshop were more effective in improving dementia diagnosis than the control group.}
Limitation	\multicolumn{3}{l|}{• There could have been other ongoing dementia-related activities in those communities that may have influenced the results of this study • Generalizability}
Key Lesson	\multicolumn{3}{l|}{Decision-making support tool software and practice based workshops are effective in improving the primary care diagnosis of dementia}

Details of the educational interventions:
- Electronic tutorial(CD rom): case study(the focus was mainly on difficult cases encountered in the clinical setting). It was like an electronic dictionary; physicians were able to access each different theme which would help them solve the problem they were facing. The tutorial was hypertext linked so that readers were able to easily see other information in more detail.
- Software: The existing medical record software was used to help physicians obtain information related to dementia diagnosis and management. Using an actual case, the software aided physicians in making a diagnosis based on clinical reasoning and in planning a care for diagnosed patients.
- Practice-based workshop: An experienced general practitioner who received further education after graduating medical school conducted small workshops for other general practitioners and nurses who had less experience with dementia.

Reference Information

M. Downs, S. Turner, et al.(2006). Effectiveness of educational interventions in improving detection and management of dementia in primary care: cluster randomized controlled study. BMJ. Vol332.(7543).

참고문헌

1. Batsch NL, Mittelman MS. World Alzheimer Report 2012. Overcoming the Stigma of Dementia Alzheimer's Disease International(ADI), London; 2012 Accessed May. 2015;5.
2. Bradford A, Upchurch C, Bass D, et al. Knowledge of documented dementia diagnosis and treatment in veterans and their caregivers. American journal of Alzheimer's disease and other dementias. 2011;26(2):127-133.
3. Dubois B, Padovani A, Scheltens P, Rossi A, Dell'Agnello G. Timely Diagnosis for Alzheimer's Disease: A Literature Review on Benefits and Challenges. Journal of Alzheimer's disease : JAD. 2015;49(3):617-631.
4. Bunn F, Goodman C, Sworn K, et al. Psychosocial Factors That Shape Patient and Carer Experiences of Dementia Diagnosis and Treatment: A Systematic Review of Qualitative Studies. PLoS medicine. 2012;9(10).
5. Boise L, Camicioli R, Morgan DL, Rose JH, Congleton L. Diagnosing dementia: perspectives of primary care physicians. The Gerontologist. 1999;39(4):457-464.
6. Martin S, Kelly S, Khan A, et al. Attitudes and preferences towards screening for dementia: a systematic review of the literature. BMC geriatrics. 2015;15:66.

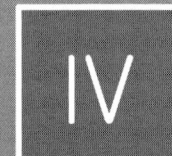

인터뷰

콘도 카츠노리 교수

치바대학 예방의학센터 사회예방의학연구부문 교수, 동대학 대학원 의학연구원 공중위생학 교수, 국립장수의료연구센터 노년학·사회과학연구센터 노년학평가연구부장(겸임), 일본복지대학 건강사회연구센터장/객원교수(겸임)

> 치매는 생활, 의료, 복지, 윤리 등 여러가지 관점에서 우리에게 문제를 던지고 있습니다.

IV 인터뷰

치매에 친화적인 커뮤니티 창출

오늘날 일본의 치매 현황에 관해서 느끼는 과제에 대해 들려주세요.

치매는 상당히 광범위한 주제이며 개인과 가족간 문제 뿐만 아니라 사회적 영향이 큰 영역입니다. 고령화가 진행되는 일본에서는 치매가 누구한테나 관계 깊은 문제 임에도 불구하고 치매 환자의 케어나 서포트 방법, 대응에 대해 어려움을 갖는 사람이나 의료종사자가 적지 않다고 생각합니다. 그렇기 때문에 적절한 지도를 통해 예방부터 케어까지 잘 연결해 주는 것이 중요합니다.

치매는 생활, 의료, 복지, 윤리 등 여러가지 관점에서 우리에게 문제를 던지고 있습니다. 생활 측면에서 보면 조기발견 후 케어 및 지원 부족으로 인해 치매 환자나 간병인이 고립되거나 홀로 문제를 떠안는 경향이 있습니다. 하지만 치매를 앓더라도 집 안에 틀어박혀 있을 필요가 없고 적절한 지원이 이루어지면 통상적으로 생활이 가능합니다. 의료, 복지 측면에서는 치매 환자가 신체 질환에 걸렸을 때 어떻게 대응하는지, 또한 기본적인 일상생활이 불가능한 요개호 상태에 놓였을 때 재택에서 어떻게 지원하는지도 문제입니다. 윤리적 측면에서는 종말기 치료를 어느 단계까지 하는 것이 윤리적인지, 누가 판단할 것인지 등 폭넓은 관점에서 대하여야 합니다.

열쇠가 되는 건 비록 치매에 걸려도 "그 사람다움을 유지할 수 있는 생활"을 지원해주는 것입니다. 그러기 위해서는 가족과 간병인은 물론 의료종사자가 치매에 걸리기 전의 당사자의 모습을 알 필요가 있습니다. 완전히 초진이라고 하면 의사가 이야기를 듣는데 오랜 시간이 소요됩니다. 그러한 상황에서 평소부터 치매 환자의 생활을 잘 숙지하고 있는 가족과 친한 사람, 주치의 등으로부터의 정보가 있으면 지원책을 생각하는데 있어서 도움이 됩니다. 치매는 본인과 가족간 관계가 조기발견, 진단, 케어, 지원까지 크게 영향을 끼칩니다. 그런 의미에서 주변 사람들의 협력은 필수적입니다. 한편 그렇다고 해서 치매를 당사자와 가족의 "개인이나 가족 문제"로 삼아버리면 필요 이상으로 육체적·정신적 부담이 가해지게 됩니다. 생활지원, 의료, 개호 등을 조합한 지역포괄케어시스템으로 어떻게 "그 사람다움을 유지하는 생활"을 지원할 수 있는지, 당사자와 가족도 사회가 지탱해 나가야 합니다.

교수님께서는 사회학자로서 과거 10년 이상 일본의 고령화를 대상으로 한 대규모 역학 연구를 실시하고 계십니다. 현재 전국 20만명 규모의 조사를 행하고 계시는 중인데 선생님의 고령자를 대상으로 한 사업 경험이나 연구에 대해 들려주세요.

「건강의 자기책임」론이 여러 곳에서 주장되어 있지만 건강은 그 사람이 처해진 환경에 따라 크게 좌우되는

Ⅳ 인터뷰

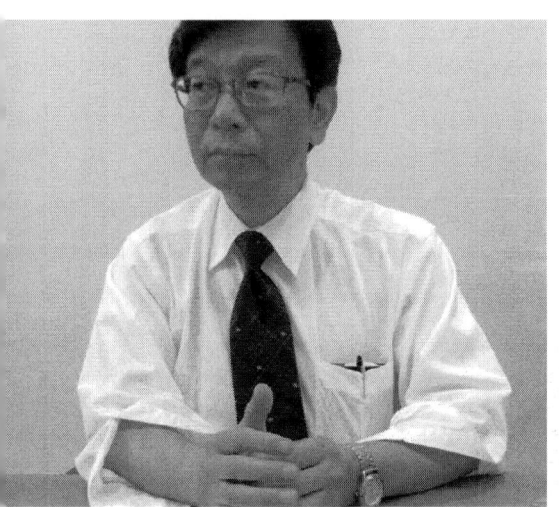

것이 밝혀지고 있습니다. 이것은 연령에 관계없이 말할 수 있는 것입니다. 예를 들어, 술집이 근처에 없으면 술을 마실 빈도도 적을 것입니다. 퇴근길에 동료들과 "술 한잔"가는 것은 회사에서 역까지 가는 길에 술집이 있는 지, 또한 동료간 인간관계에서도 영향을 받을 것입니다.

연구 프로젝트의 하나로서 저희 그룹은 아이치현 타케토요쵸[26]에서 고령자 개호 예방을 위한 "휴식(憩い) 살롱"을 만들었습니다. 사람들이 모여서 교류할 수 있고 취미 활동이나 체조를 할 수 있는 공간과 기회가 많아지면 고령자의 사회참여를 촉진하고 장기적으로 치매를 포함한 개호예방으로 이어질 것이라고 생각했기 때문입니다. 사회 참가나 사람들과의 교류가 고령자의 인지기능 저하를 방지할 수 있다는 사실이 서서히 해명되어 왔습니다. 하지만 사람들이 모일 수 있는 공간과 기회가 없으면 불가능 합니다. 타케토요쵸 경우도 주민들이 모일 수 있는 공간이나 기회를 늘리려고 살롱을 만들었습니다. 그리고 지역 차원의 고령자 사회교류가 요개호나 치매 위험요인을 줄일 수 있는지에 대해 검증했습니다.

살롱에서는 간단한 체조나 수다떨기, 주사위 놀이, 아이들과의 교류 등 여러가지 프로그램이 제공됩니다. 살롱 개소 8개월 후에 추적조사를 한 결과 가설대로 결과가 나타났습니다. 수다떨기, 체조, 게임을 함께 함으로써 30% 정도의 참여자들로부터 "친구가 늘어났다" "기분이 밝아졌다" 등과 같은 말을 듣게 되었습니다. 5년간 추적 분석한 결과 성별과 교육수준, 질환 유무 등 원래 건강 상태 차이 등을 고려해도 요개호 인정률이 거의 반감, 또한 7년간 추적한 결과, 1년에 4회 이상 살롱을 방문한 사람들은 그렇지 않은 사람보다 치매 발생이 30% 적다는 것을 알 수 있었습니다. 고령자의 교류의 장이 건강장수로 이어진다는 것을 검증할 수 있다고 생각합니다.

치매를 생물학적 질환으로 보면 아무래도 생물의학적 대응으로 치료해야 한다는 생각을 가지게 됩니다. 하지만 심리사회적 요인도 원인이라는 것을 감안하면 의학기술 외에도 심리사회적 접근법으로 실행 가능한 것도 있다는 것을 제시할 수 있었다고 생각합니다. 고독 환경에 놓이기 쉬운 고령자가 밖에서 사람들과 수다 떨거나 교류하는 기회를 만들거나, 그들이 적극적으로 될 수 있는 활동의 장을 제공하는 것은 즐거움을 제공할 뿐만 아니라 우울감 억제와 신체적 활동, 인지적 활동 활성화를 통해서 건강하게 만들어줍니다.

많은 자치체들이 고령자를 대상으로 한 활동을 실시하고 있으나 안에는 좀처럼 사람이 모이지 않는다는 소리도 들립니다. 건강 증진을 위한 대처에 관해서 중요한 것은 무엇입니까?

건강은 누구나 원하는 것이라는 생각이 들겠지만 건강에 무관심한 집단도 있어 건강을 전면에 내세우게 되면 관심 있는 사람들 밖에 모이지 않는 것이 실태입니다. 건강에 무관심한 사람들이 건강검진을 비롯한 공적

Ⅳ 인터뷰

예방서비스나 건강교실 등에도 참여하지 않는 것은 어느 자치체에서도 볼 수 있을 것입니다. 이러한 건강에 무관심한 집단에 대해 어떻게 대응해야 할까요.

우선 "즐거움" "활기찬" "웃음"을 이용한 대처를 추구하는 것입니다. 저희 경험에서는 "건강을 위해서"라는 말을 해도 마음에 와닿지 않는 사람들도 "즐거운 일을 해보실래요?" "재미있는 일을 해보실래요?"라는 말을 하면 관심을 갖게 되며 그 중에는 건강 무관심자도 포함되어 있었습니다. 사업 실행자가 건강을 고려해서 프로그램을 짜는 것은 좋은데 참여자에 있어서는 건강이 우선순위일 필요는 없습니다. 즐거움을 우선으로 하여 그 결과 건강이 따르게 되면 좋은 것입니다. 건강을 강요하지 않고 참가자가 행동하게 될 동기에 대해 항상 생각해보는 것이 중요하다고 생각합니다. 즐거움과 기쁨을 느낄 수 있는 생활의 질 향상을 고려한 사회를 형성하면 결과적으로 건강 수명이 연장되고 앞으로의 치매 예방 전략으로 이어질 것이라고 예상하고 있습니다.

실제로 타케토요쵸 살롱에는 건강예방 교실에 불참했던 건강 무관심자들이 많습니다. 이것은 일본의 치매 대책에 있어 주목해야 할 점이라고 생각합니다. 그 이유는 일본의 개호예방은 요개호 상태가 될 위험이 높은 사람[27]들을 위한 고위험자 대상 접근법이 많기 때문입니다. 치매로 말하면 고위험자란 경도인지장애가 있는 사람이 해당됩니다. 이러한 사람들은 앞으로 치매에 걸릴 가능성이 높기 때문에 이들을 선정하여 여러가지 개입을 해보고자 하는 전략입니다. 후생노동성은 이러한 고위험자를 기본 체크리스트에서 스크리닝(선별)하여 개호예방교실 등으로 권유해 참여를 재촉하려고 했습니다. 이 전략에서는 목표치를 고령자 5% 참여를 내세웠으나[27] 실제로는 0.8%에 불과했습니다[28],[29].

한편 타케토요쵸 살롱에서는 "혼자서 살롱까지 거동 가능한 사람이라면 누구든지 환영합니다"고 호소한 결과, 살롱 참가자 중 20%이상이 고위험자였습니다. "즐거움"을 전면에 내세우는 대처를 펼쳐 나감으로써 고위험자를 포함한 참가자가 증가하는 것이 아닐까라고 생각합니다.

실제로 미국이나 영국 등 구미 선진국에서는 같은 연령층의 치매 발생 비율이 10년마다 20%정도 낮아지고 있습니다[30],[31]. 치매 예방약과 치료약이 없는 가운데 이 정도의 속도로 감소된 것은 유전자 등 생물의학적 요인으로서는 설명할 수가 없습니다. 사회역학자들은 치매 발생에 대한 심리사회적 요인이나

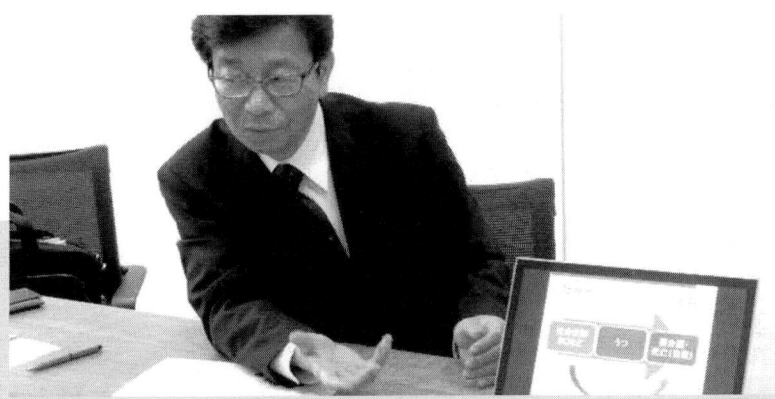

IV 인터뷰

환경 요인 등의 중요성을 제시하고 있습니다. 정년제 연장이나 고령자가 즐겁게 취미나 스포츠, 자원봉사 등, 사회에 참여하는 구조를 확대하고 고령자가 사회에서 지속적으로 사람들과 교류함으로써 인지적, 신체적, 사회적으로 활발한 생활을 유지할 수 있는 그러한 환경 구축이 중요하다고 봅니다.

> 사회 환경은 치매에 대해서도 중요한 요인으로 간주됩니다 (중략) ··· 특히 사회참여나 사람들과의 유대관계 등, 소프트한 측면에서의 환경요인이 중요합니다. 실제로 사회와 지속적인 관계를 가지는 것은 뇌에 좋다는 과학적 근거가 집적되고 있습니다.

사회역학에서는 사람들의 건강을 생각하는 데 있어 환경요인에 착안하고 있습니다. 치매 분야에 있어서의 환경 요인의 중요성에 대해 알려주세요.

앞서 타케토요쵸 예시에서도 말씀드렸다시피 사회 환경은 치매에 대해서도 중요한 요인이라고 생각할 수 있습니다. 사회역학에서는 질환과 건강상태 배경에 숨겨진 사회적 요인의 영향을 해명하여 질병 예방과 건강 촉진에 도움이 되는 것을 목표로 하고 있습니다. 환경이라고 하면 직장이나 학교, 주택 환경 등 하드 면에 착목해버리기 일쑤지만 치매는 특히 사회참여나 대인간 유대관계 등, 소프트 면에서의 환경 요인이 중요합니다. 실제로 지속적인 사회 참여는 뇌에 좋다는 과학적 근거가 집적되고 있습니다[32].

예를 들어, 우리가 실시한 조사에서는 치매 발병률이 높은 도시와 낮은 도시가 존재한다는 것을 알 수 있습니다. 이것은 시정촌(역자 주: 시정촌은 한국의 시·읍면동 수준의 행정단위)·요개호 데이터를 바탕으로 분석한 것입니다. 이에 따르면 치매 "감수성"이 거기에서 사는 사람들의 생활양식과 지역환경에 따라 4배나 차이가 있었습니다. 저희 연구에 협조해준 20여개 시정촌 중에서 타케토요쵸, 나고야시는 치매 발병자가 적은 지역이었습니다.

시정촌에 따라 왜 이러한 차이가 나타나는지 저희도 분석 중입니다. 첫째로 우울한 상태는 치매 위험요인으로 볼 수 있습니다. 우울 증상이 있는 사람의 비중이 많은 곳에는 인지기능도 함께 저하되고 있는 사람의 비중도 많은 경향이 있습니다. 그리고 대인간 네트워크가 풍부하거나 사람들의 사회참여가 많은 지역에서는 우울 상태에 놓여 있는 사람이 적은 경향이 있다는 것을 알게 되었습니다. 이것은 단 한 측면에 불과하지만 이러한 사회적 환경이나 배경이 치매 감수성과 관련이 있는 것이 아닐까 싶습니다. 앞으로도 상세한 분석을 실시하여 결과를 사회로 환원하고 싶습니다.

빅데이터를 수집하여 분석한 관찰연구에서 사회참여가 풍부한 지역일수록 건강상태가 양호하다는 것을 알게 되었지만 그것만으로는 아직 부족합니다. 왜냐하면 과연 사회참여를 늘릴 수 있는지, 또한 그것을 통해 건강 수준이 오르는지에 대한 검증까지는 아직 이루어지지 않았기 때문입니다. 그것을 검증하기 위해서는 타케토요쵸 살롱처럼 사람들이 서로 돕고, 사회참여 증가, 등 그것을 통해 참여자들의 건강 상태가 개선되는지를 확인하기 위한 개입 연구가 더 필요합니다.

IV 인터뷰

교수님의 연구 그룹은 고령자 연구에 있어 전국 자치체와 공동으로 연구를 통한 견해와 실천의 장을 연결해주는 역할을 담당하고 있습니다. 향후 어떠한 활동을 추진해나갈 것인지 알려 주세요.

현재 타케토요쵸와 같은 대처를 전국적으로 전개해 보급하기 위한 매니지먼트 지원 시스템을 개발 중입니다. 우선 데이터를 가지고 지역별 현황을 "가시화"하고 건강 가꾸기에 대한 중점 과제나 중점 대상지역을 밝히고 관계자끼리 서로 공유할 수 있게 합니다. 그리고 사회 역학 연구 지식을 바탕으로 개입하는 힌트를 찾아내 실천하여 그 효과 검증을 지원하는 시스템 구축을 목표로 하고 있습니다. 또한 이 시스템을 시정촌 관계자들이 이용하기 쉽도록 도구와 프로토콜(순서지)도 개발하고 있습니다.

예를 들어, 초등학교 구역별로 지역 건강상태를 "가시화" 할 수 있는 "지역진단서"를 개발했습니다. 행정 분야에서는 공평・평등이 중요시됨으로써 현재 시책은 행정구역 내에서 일률적으로 진행되고 있습니다. 그러나 지역 진단서로 인해 자치단체 안에서 건강 격차가 뚜렷하게 나타나며 중점적 시책을 필요로 하는 중점 대상지역이 보입니다. 어쩐지 이 지역은 불건강한 사람이 많다고 느끼는 것은 거기에 사는 사람이나 보건사라면 경험을 통해 알게 될 것입니다. 그러나 시책으로서 행정을 움직여 사람을 유도하려면 객관적 데이터의 공유가 필요합니다. 데이터의 "가시화"가 진행됨으로써 지역주민과 전문직, 행정이 활동하기 쉬운 환경이 형성됩니다. 포인트는 풍부한 데이터를 연구자들로만 공유하는 것이 아니라 많은 사람들, 관계자와 공유함으로써 문제를 "우리의 문제"로 하는 것에 있습니다. 이를 통해 사람들이 지역의 건강 격차를 자기에게도 관계 깊은 문제로 삼게 됩니다. 결과적으로 주민 스스로가 지역을 위해 행동을 일으킬 수 있는 환경을 조성하는 것으로 이어집니다.

또한 살롱 등의 활동에 대한 효과를 측정하기 위한 방법을 개발하고 있습니다. 향후 타케토요쵸 이외 지역에서 살롱과 같은 활동의 참가자, 불참가자의 건강 상태 변화 차이 유무에 대해 검증할 것입니다. 다케토요쵸와 같은 인구 5만명 미만 시정촌에서는 관계자 합의를 얻기 쉽지만 향후 인구가 많은 도시에서 과연 살롱과 같은 공간 구축과 운영이 가능할 것인지, 도시형 모델도 개발해 나갈 생각 입니다. 향후 고령자 인구가 증가하는 것은 도시부이기 때문입니다. 이러한 활동의 PDCA(Plan-Do-Check-Action) 매니지먼트 사이클 지원 도구집을 시스템화하고 장래적으로는 전국 시정촌의 특징에 맞춰 최적 방법을 찾아내고 운영을 지원할 수 있었으면 하는 생각입니다.

현재 도시에서 수행 중인 연구 사업에 대해 알려주세요.

하나는 고베시와의 공동연구입니다. 먼저 지역별로 건강상태를 파악하기 위해 "지역 진단"을 실시했습니다. 고베시내에도 계속 집에서만 지내거나 요개호 위험자가 많은 지역이 곳곳에서 볼 수 있었습니다. 그 중에서 한 지역을 중점 대상지역으로 지정하여 주택지도를 살펴봤습니다. 그 결과 그 지역에는 주민들이 모여서 살롱 등을 운영할 수 있는 공민관과 같은 공공 시설이나 공간 자체가 적었습니다. 갈 곳이 없기 때문에 집에 틀어박힐 경우가 많은 것이 아닐까 싶습니다. 그래서 주민들이 모일 수 있는 곳이 있는지 찾아본 결과 약국을 찾았습니다. 조제실 앞 공간을 빌려서 주민들이 참가하는 살롱과 같은 활동 수행 협력을

Ⅳ 인터뷰

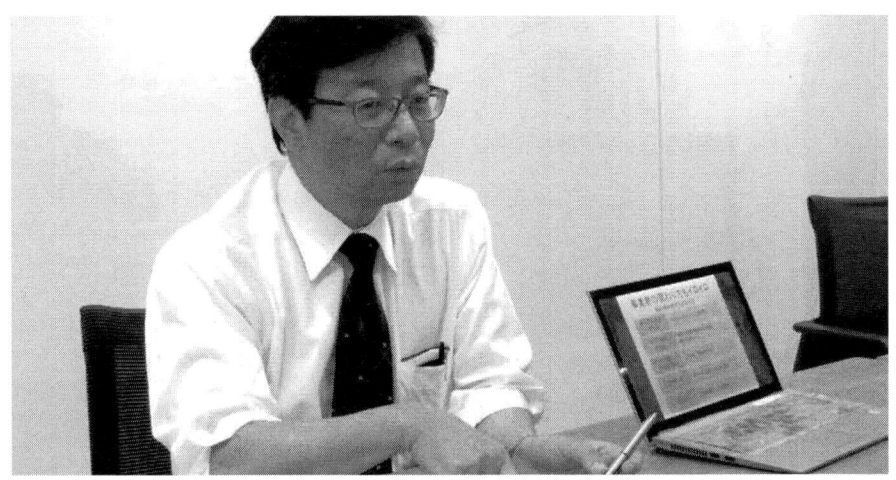

의뢰한 결과 기꺼이 승낙해 주셨습니다. 종래 타케토 요쵸에서는 공공시설과 자원봉사자를 통해 살롱을 운영했지만 고베시 등 도시부에서는 민간 기업에게 장소나 서비스, 상품 제공의 의뢰가 가능한지 생각하고 있습니다. 도시부에는 사업자가 많은 것이 특징이기 때문입니다. 의료 전문직이 많은 것도 특징이기 때문에 물리치료사에 의한 주민 맞춤형 체조 지도 등과 같은 예도 있습니다.

또한 치바현 마츠도시를 현장으로 한 개호예방에 대한 대처를 치바대학과 마츠도시가 공동연구 협정을 맺고 시작했습니다[33]. 이 활동에서는 개호예방의 "도시형 모델"로서 건강수명 연장을 위한 도전을 하고 있습니다. 도시형 모델 특징과 자원이란 하나는 퇴직 후 시니어, 또 하나는 기업이나 사업소라고 볼 수 있습니다.

도시부에는 과거 대기업 관리 경험 등, 매니지먼트 능력이나 전문적 지식을 갖춘 시니어분들로 자원봉사자로서 사회기여를 할 의지를 가진 귀중한 인적 자원이 많습니다. 실제로 이 활동의 일환으로 마츠도시에 사는 고령자에게 자원봉사 협력을 모집한 결과 예상을 뛰어넘는 500명 이상의 응모가 있었습니다. 걸어서 다닐 수 있는 범위 내에 살롱 등을 비롯한 공간을 설치하려면 상당한 수의 시설이 필요하게 되며 마츠도시 전체로 보면 500개소는 필요하다고 예상됩니다. 500개소나 있으면 전부 잘 운영될 순 없을 것입니다. 살롱을 하나의 점포에 비유하면 그것을 간접적으로 지원하는 기획개발, 홍보, 총무, 인사, 경리 등 본사 기능이 충실할수록 살롱 신규 설립, 새로운 자원봉사자 육성, 경영전략 구축을 통해서 운영상 과제 해결도 용이해질 것입니다. 이러한 배경에서 본사에서 전문직이나 관리자로서의 직무 경험이 있는 고령자 자원봉사자에게 500개소를 지원하는 본사 기능의 구조조성과 그 운영을 부탁할 수 없을까 싶습니다. 지금까지 없었던 유형의 활약의 장을 창출하여 생애 현역 초고령 사회 도시형 모델을 구축하고 싶습니다.

또한 도시부의 또 다른 자원인 민간기업이 보유하는 ICT(정보통신기술) 제공이나 전문 기술을 갖춘 현역 직원에 의한 활동으로의 참여와 연결가능할 지에 대해서도 모색 중입니다. 프로보노 활동이란 자신의

Ⅳ 인터뷰

경험이나 전문성을 활용한 형태로 행하는 자원봉사를 뜻합니다. 민간기업이 이러한 활동에 주목해 참여하기 쉬운 환경을 마련해주는 것도 필요합니다. 예를 들어 민간기업에 있어서는 여기에서 만든 비즈니스 모델이나 상품이 일본 전국 1,700시정촌에 전개되면 비즈니스의 기회가 될지도 모릅니다. 마츠도시나 코베시 등 도시 부에서는 타케토요쵸와 다른 스케일의 재미있는 활동이 가능할 것이라고 기대됩니다. 도시만이 가진 특유한 자원을 활용하여 어떻게 하면 효과적으로 건강 장수 사회를 구현할 수 있는지 앞으로 검증해 나가고 싶습니다.

치매를 지탱하는 사회에 있어서 중요한 것은 무엇입니까?.

일본의 평균수명은 상승세를 보이며 2007년생 아이의 절반이 도달하게 될 연령은 107세로 예측되고 있습니다[34]. 여기에는 치매 환자도 포함되며 더 증가될 것으로 예상됩니다. 사회 전체가 치매에 대해 대처해야 하게 될 것입니다. 지금은 치매 환자와 가족들이 눈치를 보거나 명분을 잃게 될 경우가 많다고 생각하지만 커뮤니티나 사회가 치매를 수용하게 되면 비록 인지 기능 저하를 극복하지 못하더라도 그 사람다운 생활을 영위할 수 있게 되고 즐거운 생활을 누릴 수 있을 것입니다. 이전에는 미혼이란 선택지가 거의 없어 결혼을 하지 않으면 열등감을 느꼈던 시대였습니다. 하지만 지금은 단신자 맞춤형 서비스가 충실화되며 사회가 단신자를 받아들이고 단신자 급증 대응 형태로 변화되어 감으로써 이전처럼 열등감을 느낄 필요가 없는 사회로 변환되어 가고 있습니다.

생활의 질 개선을 위해서는 사회적 환경이 주는 역할이 크다고 생각합니다. 예를 들어, 사람과의 유대관계를 전문용어로 "소셜 캐피털(사회관계자본)"이라고 말합니다. 이것이 풍부한 곳이라면 배회가 시작되어도 이웃집 주민들이 자연스레 지켜보게 됩니다. 실제로 상점가에 오래전부터 살고 계신 치매 고령자가 배회를 시작해도 서로 알고 지내던 상점가 주민들이 지켜보고 유도해 주기 때문에 본인도 그렇고 가족도 안심하고 배회할 수 있다는 사례를 들은 적이 있습니다. 치매를 개인만의 문제로 삼는 것이 아니라 사회에서 다루어야 할 문제로서 지역에서 케어할 것이 이상적입니다.

또한 의료직은 자신들의 역할에 대해서 다시 한번 생각해 볼 필요가 있습니다. 치매 환자에 대해서 "치료" "약물 처방"을 의료직 역할로 정의하고 있다면 치료약이 개발될 때까지 아무 조치도 할 수 없다는 것입니다. 그러나 "치매 환자와 가족들의 삶의 질 제고"를 자신들의 업무라고 정의하면 말동무가 되어 주거나 치매 카페 등의 커뮤니티에 있는 자원과 개호서비스를 소개해주고 간병인의 부담을 경감함으로써 가족관계가 좋아지도록 도와줄 수 있습니다. 또한 약년성치매 환자에게는 직업 소개를 해줌으로써 생활의 질 향상을 도와줄 수 있습니다. 초고령 사회는 아무도 아직 경험해 본적이 없는 사회이기 때문에 그 곳에서의 의료직 역할도 지금까지와는 달라도 좋을 것입니다. 자신들의 역할을 되묻고 다시 한번 정의함으로써 할 수 있는 일들을 여러 가지 발견하게 될 것입니다.

> 중요한 키포인트는 개인과 가족의 문제로 삼지 말고 "치매에 친화적인 마을 만들기" 등 사회로서 대응을 추진하여 치매에 걸려도 "그 사람이 하고 싶은 것을 계속 할 수 있는 삶"을 제공하는 사회를 신속히 만드는 것입니다.

IV 인터뷰

각각 이해관계자(국가, 지방자치체, 기업, NPO, 의사, 지역주민)에 있어서 향후 어떤 것이 중요하다고 생각하십니까?

예를 들어 영국에서는 Dementia Friendly Community (치매에 친화적인 커뮤니티)[35] 만들기가 활발해지고 있습니다. 일본에서는 이온 그룹이 사원 교육에 치매에 대한 고객 대응을 도입하고 있습니다[36]. 고객의 일정수가 치매 환자이므로 대응하기가 불가능하다고 배제하기보다 적절한 대응이 가능한 직원을 늘려 "치매에 친화적인 가게"를 지향하고자 하는 것입니다. 그러한 가게가 증가하면 치매에 걸려도 안심하고 장보러 갈 수 있는 마을, 자신이 원하는 것을 구입할 수 있는 마을이 될 것입니다.

"마을 조성(まちづくり)에 도움이 되도록 저희 연구진도 "치매에 친화적인 마을" "치매에 걸리기 어려운 마을"의 정도를 측정할 수 있는 지표 개발을 추진하고 있습니다. 치매에 친화적인 마을 조성의 필요성은 많은 사람들이 총론에서 찬성할 것이라고 생각합니다. 하지만 그것을 구체적으로 진행하기 위해서는

어떠한 조건을 충족시키면 "치매에 친화적인 마을"이라고 말할 수 있는지, 마을의 "친화도"를 측정하는 "척도"가 필요합니다. 예를 들어 치매 의심을 느꼈을 때 어디에 상담하면 좋은지 숙지하고 있는 사람이 많은 마을, 동료카운슬링(당사자·동료끼리 상담)이나 소셜서포트(사회적 지원 구조)를 받고 있는 사람이 많은 마을, 치매 환자나 가족의 사회참여 기회가 많은 마을. 이들 마을 조성의 진척관리에도 사용할 수 있도록 가능한 정량적 척도에 반영한 지표 만들기에 힘쓰고 있습니다.

현재 치매 완치 방법은 확립되어 있지 않습니다. 그러므로 "조기진단은 조기 단계부터 절망감을 주는 것"이라는 지적도 있습니다. 저는 치료법이 존재하지 않는 단계에서 2가지 대응책을 들자면 첫번째로 가능할 것이라면 예방, 두번째로 "완치되지 않아도 좋아진다"라는 재활입니다. 사회역학자 혹은 예방의학자, 그리고 재활과전문의로서의 경험에서 치매에 대한 대처는 가족이나 개개의 개호직, 의료직들의 노력 뿐만 아니라 주변 사람들과 자원봉사자 등 지역 전체로서 즉, 생태학적인 관점으로서 예방하고 개호하여,

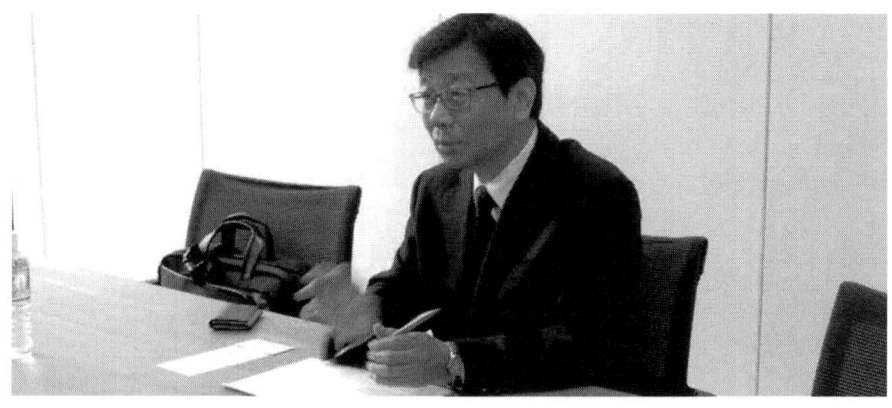

Ⅳ 인터뷰

부담을 지역과 사회가 분산하는 구조가 필요하다고 생각합니다.

예를 들어, 한 사람(간병인)이 치매 환자의 똑같은 이야기를 몇 번이나 반복해서 듣게 되면 짜증을 내게 되는 것은 자연스러운 현상입니다. 하지만 치매 카페 등에서 처음 보는 사람의 처음 듣는 이야기라면 진지하게 받아들일 수 있습니다. 간병인은 "타인에게는 말할 수 없는 심정"으로 인해 스스로를 괴롭히게 될 경우가 있겠지만 간병인이나 가족 모임에서 경험을 가지고 교류하면 "나만이 아니었다"고 마음이 편해지고 적절한 대응방법에 대한 힌트를 얻을 수 있게 됩니다.

핵심은 개인과 가족의 문제로 삼지 말고 "치매에 친화적인 마을 만들기" 등 사회적 대응을 추진하여 치매에 걸려도 "그 사람이 하고 싶은 것을 계속 할 수 있는 삶"을 제공해주는 사회를 신속히 만드는 것입니다. 장수화가 진행되면 언젠가는 자신이나 가족이 치매에 걸릴 가능성이 높아지니까요. 이해관계자 저마다의 입장에서 불가능한 일, 하기 쉬운 일, 잘하는 일은 서로 다를 것입니다. 이들을 조합하고 치매에 친화적인 사회 형성에 계속 힘써 나가겠습니다.

IV 인터뷰

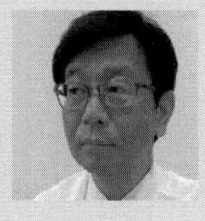

약력 : 콘도 카츠노리 (M.D., Ph.D.)

치바대학 의학부 졸업. 도쿄대학의학부부속병원 재활부 의사, 후나바시 니와 (船橋二和) 병원 재활과 과장 등을 거쳐 1997년 일본복지대학 조교수. University of Kent at Canterbury (영국) 객원 연구원(2000~2001년), 일본복지대학 교수를 거쳐 2014년 4월부터 치바대학 예방의학센터 교수, 2016년 4월부터 국립장수의료연구센터 노년학평가연구부장(겸임). "건강격차사회-무엇이 몸과 마음을 해치는가" (의학서원, 2005) 에서 사회정책학회상 (장려상) 수상. 저서로 "건강격차사회에 대한 처방전" (의학서원, 2017) 등. 일본 전국 고령자 약20만명을 대상으로 한 대규모 연구 일본노년학적평가연구 JAGES프로젝트 (https://www.jages.net/) 대표.

참고문헌

26 타케토요초:아이치현치타군타케토요초의 타케토요 프로젝트를 가리킴. 타케토요 프로젝트란 일차개호예방을 의도로 하여 일반 고령자를 대상으로 포퓰레이션 전략 〈질환 발증 위험인자 보유와 관계없이 인구집단 전체에 대해 실시하는 개입 (예:담배 증세, 식품 염분 규제)〉에서 소셜캐피털(사람들의 협조 행동을 활발하게 함으로써 사회 효율성을 제고시킬 수 있는 〈신뢰〉〈규범〉〈네트워크〉와 같은 사회조직의 특징 (후생노동성〈소셜캐피털〉 http://www.mhlw.go.jp/stf/shingi/2r9852000011w0l- att/2r98520000011w95.pdf) 에 착목한 지역 개입 연구로 콘도 카츠노리씨가 중심이 되어 실시 중. 《〈일본노년학적평가연구〉 https://www.jages.net/project/kainyu/taketoyo/)

27 후생노동성 〈치매 예방·지원 매뉴얼 분담연구반 작성 치매 예방·지원 매뉴얼 2009년 3월(개정판)〉
   http://www.mhlw.go.jp/topics/2009/05/dl/tp0501-1h_0001.pdf

28 후생노동성 〈헤이세이26년 1월17일(금) 제 101회 시정촌 세미나 자료2 앞으로의 개호예방〉
   http://www.mhlw.go.jp/file/06-Seisakujouhou-12600000-Seisakutoukatsukan/0000035938.pdf、7항

29 콘도 카츠노리〈의료·복지 매니지먼트-복지사회 개발을 향해〉(제3판, 미네르바 책방, 2017), 14장

30 Jagger C, Matthews FE, Wohland P, et al. A comparison of health expectancies over two decades in England: results of the Cognitive Function and Ageing Study I and II. Lancet 2016; 387(10020): 779-86.

31 Satizabal CL, Beiser AS, Chouraki V, Chene G, Dufouil C, Seshadri S. Incidence of Dementia over Three Decades in the Framingham Heart Study. N Engl J Med 2016; 374(6): 523-32.

32 The Brain and Social Connectedness"GCBH Recommendation on Social Engagement and Brain Health Global Council on Brain Health" http://www.aarp.org/content/dam/aarp/health/brain_health/2017/02/gcbh-social-engagement-report.pdf

33 도시형 개호예방 모델 마츠도 프로젝트 http://matsudo-project.com/

34 린다 그래튼/앤드류 스캇 저 〈라이프 시프트 100년 시대의 인생 전략〉 동양경제

35 Dementia Friendly Community : 치매 환자가 주체로 커뮤니티속에서 활동하여 사회 공헌을 이루고 있다. (영국 알츠하이머병 협회 https://www.alzheimers.org.uk/)

36 이온주식회사 프레스 릴리스 〈치매 서포터 양성 강좌 개최(2015년2월26일)〉
   http://www.aeon.info/news/2014_2/pdf/150226R_1.pdf

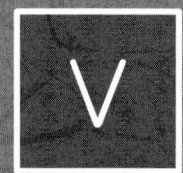

케이스스터디

1. 케이스스터디
2. 대인간 유대관계가 건강을 만든다
3. 일본에서 퍼지는 「치매 카페」
4. 치매에 친화적인 도서관
5. 도쿄도 오타구 「오타고령자지켜보기 네트워크 미마~모」
6. 키즈나야
7. 「RUN TOMO-RROW (애칭・RUN伴 = 란토모)」
8. DAYS BLG!

Ⅴ 케이스스터디

1. 대인간 유대관계가 건강을 만든다

~ 주민 주체 「휴식 살롱」에서 지역의 건강향상 · 치매 예방을 지향하는 타케토요쵸 ~

타케토요 살롱-주민 주체 휴식 공간 만들기

타케토요 살롱은 아이치현 치타반도에 위치하는 고령화율[37] 23.9%인 타케토요쵸(武豊町)에서 2007년부터 시작된 개호예방 사업[38]이다. 개호가 필요없고 최소한의 자신의 일을 혼자 할 수 있는 "자립고령자"를 대상으로 한 개호예방[39] 활동이며 현재 전국적으로 확산된 자치체에 의한 고령자 교류의 장의 시작이 된 활동이다. 이 살롱은 타케토요쵸와 치바대학 예방의학센터 콘도 카츠노리 교수를 중심으로 한 연구그룹에 의해 2007년에 개설되었다.

2017년 현재 타케토요쵸 "휴식 살롱"은 12개정(町) 내에 13개소 존재하며 각각 한달에 1,2회 정도 개최되고 있다[40]. 활동내용은 신체나 뇌 체조, 빙고 대회, 조화 만들기, 아이들과의 교류, 계절 행사 등 다양하며 즐기면서 건강 증진에도 이어지도록 고안되고 있다. 참가비는 1인당 1회 100엔. 참가비를 지불하면 누구나 모든 시설을 몇 번이든 참여 가능함으로써 복수 시설을 이용하는 사람도 많다. 본 살롱 특징은 주민 주체로 기획 수립, 사전준비, 운영, 회계를 수행하고 있다는 점이다. 행정이 직접 운영하는 것이 아니라 주민 자원봉사자가 주체가 되어 사업 기획이나 개최 일자를 정하며 행정은 홍보나 운영 비용을 포함한 주민 자원봉사자를 서포트하는 주민 주체 바텀업(상향)형 살롱 사업이다. 행정의 복수 부서나 지역의 다양한 업종의 사람들이 연계하여 운영되고 있는 것도 타케토요쵸 살롱의 특징이라고 볼 수 있다.

주민의 힘으로 개호예방을 즐겁게

타케토요 살롱의 목적은 "개호예방"이다. 개호예방(요양예방)에는 경도의 인지장애 등이 이미 존재하는 요개호 위험요인이 높은 사람을 대상으로 한 것(고위험 전략)과 건강한 고령자를 포함한 모든 고령자를 대상으로 한 것(포퓰레이션 전략)이 있다. 후자의 모든 고령자를 대상으로 한 고령자 맞춤형 시책의 구체적 사례가 많지 않은 가운데 타케 토요 살롱에서는 고령자의 참여 촉진이나 사회참여의 공간 조성으로 다양한 결과를 만들고 있으며, 대인간 교류를 지원하는 지역 만들기를 컨셉으로 내걸고 이를 통해 결과적으로 주민의 건강 상태 양호를 목적으로 하고 있다. 고령자의 사회참여와 대인간 교류가 뇌나 인지 기능을 유지하는데 효과적인 것은 에비던스(과학적 근거)로서 알려지고 있으며 그것을 실천·검증하는 장으로서 휴식 살롱이 전개되고 있다[41].

타케토요 살롱은 동 마을에서 연구 사업을 실시중이시던 콘도 교수 그룹과 타케토요쵸 직원과의 유대가 인연으로 실현되었다. 국내외 사례를 참고로 작업

Ⅴ 케이스스터디
1. 대인간 유대관계가 건강을 만든다

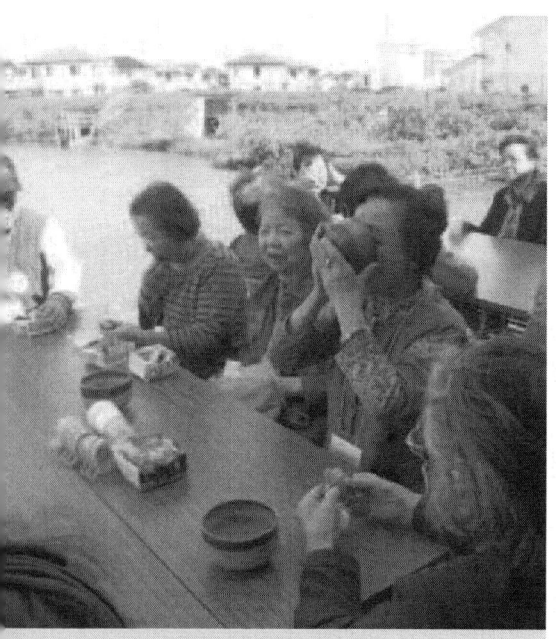
야외 테라스에서 차를 즐기는 참가자들

주민과 함께 모양으로 만들어 가는 것이 중요하다며 여러 설명회나 워크숍을 개최하고 시간을 투자하여 실현시켰다. 그 결과 개소식에는 예상보다 많은 100명 이상이 모여 들었다[42]. 전국 살롱 평균 참가수는 10~20명 가량으로 알려져 있으나 타케토요 살롱에서는 각 살롱에 평균해서 64명, 많은 곳으로 100명 이상이 참여하고 있다[42]. 지금도 계절 행사에는 100명 가까이 모이고 연간 총 1만 2,000명이 참여하고 있다[43]. 이는 타케토요쵸 고령자의 약 10%가 참가하고 있는 것으로 전국의 유사 고령자사업의 평균 참가수와 비교해서 약 4.5배의 참여율이다[43]. 콘도 교수는 참가자가 많은 이유로서 "비록 개호예방이라는 누구나 바라는 건강을 목표로 삼아도 건강을 위해서라고 하는 것 만으로는 행동을 일으키지 않는 사람도 많다. 건강에 무관심한 사람이라도 〈즐거운 일〉이라면 참여하겠다는 사람이 있기 때문에 건강이나 치매 예방을 위한 것 뿐만 아니라 즐거워서 찾아오는 사람이 많은 것이 아닌가"라고 분석한다.

건강에 대한 가시적인 성과

타케토요 살롱 운영은 10년차에 들어서고 그 효과는 다방면에서 볼 수 있다. 가장 주목하고 싶은 점은 참가자가 건강해지고 있다는 점이다. 처음 5년간으로 살롱에 참가 함으로써 요개호 인정[44]을 받은 사람의 비율이 약 절반으로 감소되고 또한, 연간 4회 이상 살롱 참여로 치매 발생 확률이 7년간으로 약 30% 감소된 것으로 보고되고 있다[45),46]. 또한 자원봉사 활동 등으로 살롱에 적극적으로 참가 하고 있는 경우, 불참자에 비해 고혈압에 걸리는 위험성이 약 6% 낮은 것으로 나타났다[42]. 이러한 대처를 통해 신체적, 정신적으로 모두 건강한 고령자가 늘어나면 지방 재정에 있어서도 개호비나 의료비 억제가 기대될 수 있다.

치료사 등을 포함한 전문가의 참여를 포함시키면서 약 1년의 계획, 준비 기간을 거쳐 시작되었다. 현재 행정과 주민이 협업 하면서 살롱이 운영되고 있다. 행정은 전체상이나 정기적 전망을 제시하여 지원 및 홍보 활동에 임한다. 주민들은 동네 13개소에서 살롱 운영을 담당하여 기획, 운영, 준비, 회계 등은 비교적 건강한 고령자에 의한 자원봉사 스태프가 담당한다. 주민 중에서 살롱 운영 주체가 되는 자원봉사자를 창출하며 행정이 자원봉사자 인재육성과 살롱 준비를 위해 교류의 장을 지원하는 등 주민과 자치체 간 유대관계도 형성되어 가고 있다. 당초 자원봉사자들의 생각이나 활동에 대해 갖는 이미지는 다양했고 이벤트 운영 경험이 미숙한 사람도 많았다. 그럼에도 불구하고 행정은 주민들의 자유로운 아이디어를 존중해

V. 케이스스터디

1. 대인간 유대관계가 건강을 만든다

또한 개인 수준에서는 살롱 참여를 통해 새로운 지인이 생겨서 성격이 밝아졌고, 삶의 보람이 생겼다고 이야기하는 사람이 많다. 특히 살롱 운영 봉사자로서 참가하는 고령자는 사회적 역할을 가짐으로써 몸과 마음의 노화 방지를 직접 느끼고 있는 사람도 있음이 데이터를 통해서도 입증되었다[47],[48]. 주민들 사이에서 사업을 더 좋은 것으로 만들고 싶어하는 살롱에 대한 오너십과 리더십도 생기기 시작했다. 또한 보건사 등은 살롱에 방문하는 것 만으로 지역 주민의 건강 정보를 한번에 수집할 수 있다고 호평을 받고 있다[49]. 살롱을 통해 주민들의 유대감이 더욱 더 강해짐으로써 주민 행사를 지역주민의 도움을 받고 자주 개최할 수 있게 되며 지역 전체의 활성화로 이어지고 있다.

타케토요 살롱은 지방 동네를 모델로 한 살롱이다. 현재 타케토요쵸 모델을 원형으로 치바현 마츠도시나 고베시 등을 비롯한 도시부에서도 응용 가능한지 콘도 교수를 중심으로 한 연구팀이 다른 자치체에서 모색 중이다. 이 사업에서 주목해야 할 점은 살롱 활동 실시에 머무르지 않고 연구결과로서 국제적인 학술지에 게재될 논문을 발표하여 성과 데이터로서 계속 분석하고 있다는 점이다.

실제로 이러한 건강에 대한 효과를 수치로 나타낸 것이 나라를 움직이게 되었다. 후생노동성 사회보장심의회에서도 이들 성과가 보고되며 지역주민의 운영에 의한 쉼터 조성이 국가 개호예방 사업의 하나의 기둥이 되었다[50]. 이로써 휴식 살롱이 전국적으로 확산되어 가고 있다.

타케토요쵸의 시도로부터 배울 수 있는 점은 주민과 지방자치체, 연구자들의 서로 다른 역할을 가진 사람들의 협력의 중요성이다. 지역 전체의 건강을 증진시키기 위해서는 많은 주민들의 참여가 중요하다. 그러기 위해서는 주민 주체 사업을 지향하여야 하며 주민의 요구에 귀를 기울이고 발상에서 실행까지 행정이 뒷받침하여 장소를 제공한다. 그리고 연구자를 끌어들임으로써 과학적 근거를 기반으로 한 프로그램 개발이나 효과 검증이 가능해 진다. 이처럼 3자가 협조하고 지역의 건강 조성을 지탱하는 타케토요 살롱 모델은 개호예방에 그치지 않고 다양한 건강 분야에서 응용될 것으로 기대된다.

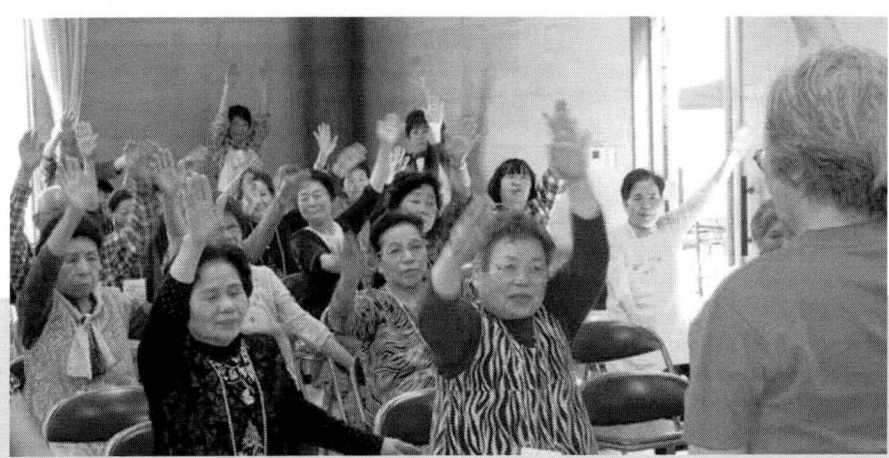

후레아이(교류) 살롱 건강체조

| V | 케이스스터디

1. 대인간 유대관계가 건강을 만든다

참고문헌

37) 고령화율:총인구 대비 65세 이상 인구 비율. 2016년 10월1일 현재, 전국 고령화율 26.7%.
(내각부 "헤이세이28년판 고령사회 백서")
http://www8.cao.go.jp/kourei/whitepaper/w-2016/zenbun/28pdf_index.html

38) 지역지원사업:요지원·요개호 상태로 되기 전부터의 개호예방 추진과 동시에 지역의 포괄적, 지속적 매니지먼트 기능을 강화하는 관점에서 시정촌에서 실시 중. (후생노동성 "지역지원사업 개요")
http://www.mhlw.go.jp/topics/npo/03/dl/07-06a.pdf

39) 개호예방:요개호 상태 발생을 가능한 방지, 혹은 지연시킴. 또는 요개호 상태가 되어도 악화를 가능한 방지, 또한 경감을 지향함. 국가가 내세우는 시책의 하나임. (후생노동성 "개호예방 매뉴얼(개정판) 제1장 개호예방에 대해서")
http://www.mhlw.go.jp/topics/2009/05/dl/tp0501-1_01.pdf

40) 타케토요쵸 "휴식 살롱 개요"
https://www.town.taketoyo.lg.jp/contents_detail.php?co=cat&frmId=350&frmCd=5-5-4-0-0

41) The Brain and Social Connectedness "GCBH Recommendation on Social Engagement and Brain Health Global Council on Brain Health"
http://www.aarp.org/content/dam/aarp/health/brain_health/2017/02/gcbh-social-engagement-report.pdf

42) 타케토요 프로젝트 살롱 동영상
http://www.mhlw.go.jp/toukei/saikin/hw/k-tyosa/k-tyosa13/dl/16.pdf

43) 코바야시 미키 "특집 성공을 유도하는 포퓰레이션 어프로치 추진법 〈휴식 살롱〉을 통해서 생긴 모두의 미소와 건강"
월간지역보건 47(1), 24-29, 2016-01 도쿄법규출판

44) 요개호인정:개호보험제도에서는 요개호 상태나 요지원 상태가 된 경우 개호 서비스를 받을 수 있으나 그 상태에 놓여있는지, 또한 어느 정도인지 판정 실시. (후생노동성 "요개호 인정에 대한 제도 개요")
http://www.mhlw.go.jp/topics/kaigo/nintei/gaiyo1.html

45) Hikichi, H., Kondo, K., Takeda, T. & Kawachi, I. Social Q1 interaction and cognitive decline: Results of a 7-year community intervention. Alzheimer's Dement. Transl. Res. Clin. Interv. 3, 23-32 (2016).

46) Yazawa, A. et al. Association between social participation and hypertension among older people in Japan: the JAGES Study. Hypertens. Res. 1-7 (2016). doi:10.1038/hr.2016.78

47) Takagi D, Kondo K , Kawachi I : Social participation and mental health: Moderating effects of gender, social role and rurality. BMC Public Health. 2013 Jul 31;13:701. doi: 10.1186/1471-2458-13-701.

48) Ishikawa Y, Kondo N, Kondo K, Saito T, Hayashi H, Kawachi I, group J: Social participation and mortality: does social position in civic groups matter?
BMC Public Health. 2016 May 12;16(1):394. doi: 10.1186/s12889-016-3082-1.

49) 히라이 히로시 「제1회 타케토요쵸 프로젝트 개요, 지역 재활 vol. 4, no. 1, 2009 」
http://square.umin.ac.jp/ages/materials/taketoyoproject1.pdf

50) 요미닥터 「콘도 카츠노리 씨(3)소셜 캐피털 대인간 유대가 풍부한 일본」
https://yomidr.yomiuri.co.jp/article/20151116-OYTEW55323/

> V 케이스스터디

2. 일본에서 퍼지는 「치매 카페」

~ 치매 환자의 지역사회 융화를 위한 거점 ~

"치매 카페"란?

치매 카페란 "치매 환자와 가족, 지역주민, 전문직 등 누구나 참여 가능한 교류의 장"이라는 공통 이념 아래 다양한 형태로 열리는 지역 교류의 장이며, 최신 조사에 따르면 전국 자치체 41.5%인 722개 자치체에서 설치되어 있다[51]. 운영 주체는 사회복지법인, 의료기관, NPO, 행정, 주식회사, 지역주민, 개인 등 다양하다. 명확한 설치 기준 없이 월1회, 약 2시간, 차나 커피를 마시면서 교류하는 형식과 월2회나 주차 개최, 상설형 등도 있다. 장소도 다양해 공공시설, 병원, 개호시설 뿐만 아니라 일반 음식점, 쇼핑몰, 금융기관, 개인주택에서도 개최되고 있다.

세계 최초 치매 카페(Alzheimer 카페)는 1997년 네덜란드 라이덴대학에서 베레 센 박사가 개최한 것으로 알려지고 있다[52]. 그 목적은 지금까지 금기시되어 온 치매에 대해 "편한 분위기 속에서 부담 없이 대화를 나눌 수 있는 공간 제공"이라는 것이었다. 그리고 일본에서는 2004년 시가현 후지모토 나오키 의사가 약년성치매 당사자의 터전으로서 "건망증 카페"를 시작한 게 처음이라고 알려지고 있다[53]. 2012년에는 후생노동성이 발표한 "향후 치매 시책 방향성에 대해"[54]라는 보고서에서 가족 지원의 구체적 방책의 하나로 "치매 카페"가 명기되었다. 2015년에 공표된 신오렌지플랜(치매시책추진종합전략)에 대해서도 "간병인 지원"안에서 거론 대상이기도 하다[55].

누구나 참여 가능한 "쉼터"로서 – 제도 사이에 있는 사람에서부터 지역 아이들, 노인들까지

최근 일본 전국에서 확산되는 "치매 카페"에 대해 전국 각지 치매 카페를 취재해 소개한 사이트 "치매 카페 on the web"를 운영하는 카메라맨이자 라이터인 고스가 소우 이치씨에 따르면, 치매 카페는 "간병인 지원" 이외에도 중요한 역할을 지닌다고 한다. 그것은 약년성치매나 경도 인지장애(MCI)[56], 초기단계 치매 당사자 지원 측면에서 볼 수 있다. 이러한 사람들은 요개호 인정 판정을 받을 정도로 치매가 진행되어 있지 않기 때문에 데이서비스 등을 이용할 수 없거나 고령 혹은 진행이 된 치매 환자와 동일한 서비스 프로그램에 참여하는 것에 불편함을 느끼고 있다. 이러한 개호복지제도에 놓여 있는 사람들의 공간으로서 치매 카페는 역할을 수행하고 있다. 또한 최근 "치매" 카페라는 이름에서 굳이 "치매" 명기를 제외함으로써 지역 아이들로부터 노인까지 누구나 교류할 수 있는 "쉼터"로서의 기능을 갖춘 곳도 늘어나고 있다. 치매 환자도 그렇지 않은 사람도 구별 없이 지역에서 생활을 누릴 수 있는 배리어프리 사회(이동에 장애없는 사회)와 같은, 바로 노멀라이제이션(일반화)[57]을 구현하는 지역 커뮤니티 핵심으로서 치매 카페가 기능하기 시작되고 있다.

Ⅴ. 케이스스터디
2. 일본에서 퍼지는 「치매 카페」

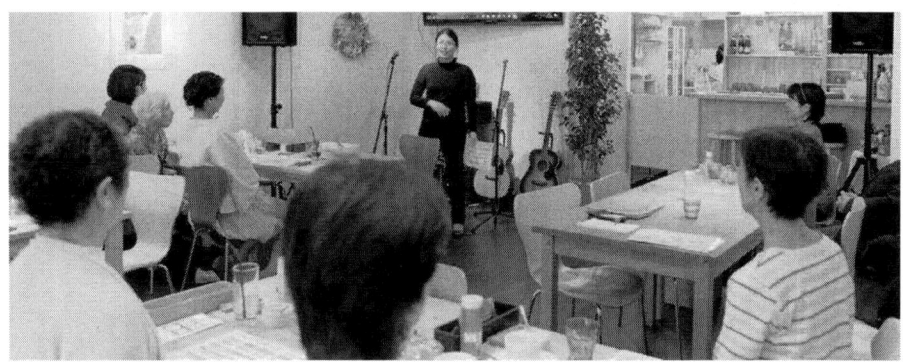

치매 카페에서 실시된 레크리에이션
사진: 고스가 소우이치

"치매에 걸려도 안심하고 생활할 수 있는 지역" 의 중심으로

많은 치매 카페에서는 치매 환자, 그리고 그렇지 않은 사람들이 같은 시간을 공유하고 있다. 치매로 인해서 제한을 받거나 차별을 받는 일 없이 가능한 예전과 똑같이 생활하고 있다. 거기에는 본인과 가족이 지역 사람들한테 받아들여져 사소한 일도 상담할 수 있는 공간이 있다.

치매 조기진단이 진행되지 않는 이유로 진단되면 생활이 바뀌며 지금까지 속해 있던 커뮤니티를 잃어버리는 것이 아닌가 하는 본인의 두려움과 불안을 들 수 있다. 하지만 "치매에 걸려도 지금까지와 다름 없는 환경 속에서 살 수 있다"는 것을 지역 안에서 느낄 수 있다면 그 불안감은 해소된다. 치매 카페는 지역 남녀노소들의 교류의 장으로서 상징적 역할을 앞으로도 계속 지닐 것이다.

참고문헌

51. 후생노동성 "전국개호보험・고령자보건복지담당과장회의 자료 헤이세이 29년 3월 10일" http://www.mhlw.go.jp/stf/shingi2/0000154636.html
52. Alzheimer café UK   http://www.alzheimercafe.co.uk/
53. 일본노년의학회잡지 44권 5호(2007년9월) "경도치매를 지역에서 지탱하는 건망증 클리닉 역할" 후지모토 나오키, 오쿠무라 노리코
54. 후생노동성 "향후 치매 시책 방향성에 대해서 헤이세이24년6월18일" http://www.mhlw.go.jp/file/06-Seisakujouhou-12300000-Roukenkyoku/0000079273.pdf
55. 후생노동성 "치매 시책추진종합전략(신오렌지플랜)~치매 고령자에게 친화적인 지역 조성을 위하여~개요" http://www.mhlw.go.jp/file/04-Houdouhappyou-12304500-Roukenkyoku-Ninchishougyakutaiboushitaisakusuishinshitsu/01_1.pdf
56. MCI(Mild Cognitive Impairment) : 경도인지장애. 건망증이 주된 증상이지만 일상 생활에는 거의 영향이 없으며 치매로 진단이 되지 않는 상태. (후생노동성 "e-헬스넷 https://www.e-healthnet.mhlw.go.jp/information/dictionary/alcohol/ya-033.html)
57. 노멀라이제이션: 장애가 있는 사람도 없는 사람도 서로 협조하여 지역에서 활기차고 풍요롭게 생활할 수 있는 사회를 지향하려는 생각 (후생노동성 "장애보건복지부" http://www1.mhlw.go.jp/topics/profile_1/syougai.html)

V 케이스스터디

3. 치매에 친화적인 도서관

~ 지역의 정보 거점「도서관」을 통해 치매를 올바르게
이해하고 수용하는 사회 구축 ~

후나다 아키라 씨
카와사키시립미야마에도서관 담당계장

카와사키시립미야마에도서관에서는 2015년 8월부터 "치매에 친화적인 도서관"으로서 다양한 대처가 이루어 지고 있다.

지역 사람과 사람, 사람과 정보 연결

미야마에도서관 대처는 크게 3가지 축으로 구성된다. 첫번째로, "정보 제공 서비스"이다. "치매 환자에게 친화적인 〈작은 책장〉"이라는 제목을 달고 법률・의료・개호・레크리에이션・논픽션 (투병기, 체험기) 등, 치매 환자에게 도움이 되는 서적 약 140권을 종래의 도서관 분류를 넘게 수집한 코너를 설치하고 있다. 두번째로, 지역포괄케어시스템 시책의 일환으로 임하는 "스토리 텔링 자원봉사자 육성"이다. 공민관과 공동으로 시니어 자원봉사자를 육성한다. "지역 주민간, 사람과 자료・정보 연결"을 목표로 하여 세대간 교류나 시니어의 지역에서의 역할 만들기 등, 시민이 주체적으로 서로 협조할 수 있는 관계 구축을 목표로 하고 있다. 실제로 시니어 자원봉사자가 개호 시설을 방문하거나 손자 세대를 대상으로 스토리텔링 활동을 실시하고 있다. 고령자가 자신의 역할을 가지고 생활하는 것은 치매 예방 관점에서도 중요하다. 또한 독거 노인이 증가하는 가운데 누군가와 접하는 것이 삶의 보람이 되며, 또한 그 사람의

변화를 알아챌 수 있다는 장점도 있다. 세번째로, "지역포괄지원센터(역자주: 지역포괄서비스는 한국의 커뮤니티케어 서비스와 같은 의미임, 한국은 아직 지역포괄지원센터가 만들어져 있지는 않다.)로의 연결고리 역할"이다. 도서관 직원이 고령자 이용자를 접하면서 이상을 느끼게 되면 그 고령자 자택 근처에 위치한 지역포괄지원센터로 연결해주는 역할도 함께 수행하고 있다. 도서관 직원이 중개역할을 함으로써 가족들도 그동안 몰랐던 본인 관심사를 알게 되거나 책을 통한 생활력 회상 등 의외의 효과가 나타나기도 한다.

도서관 직원이 알아챈 것이 계기

"치매에 친화적인 도서관"이 설치된 계기는 국가도 자치체도 아닌 현장의 알아챔에서부터 시작했다. 같은 말을 반복적으로 물어보거나, 매일 같은 시간에 누군가를 찾기 위해 뛰어 들어오거나, 또한 자신의 책과 도서관 책 구별을 못하는 이용자가 있었다. 고령화가 진행되는 지역에서 도서관이 공공서비스의 일부로서 무엇을 할 수 있는지, 무엇을 해야 하는지. 책임자인 미야마에도서관 담당 계장 후나다씨는 "도서관이란 책 뿐만 아니라 지역 과제에 대해 정보를 제공할 수 있는 곳이어야 한다"고 했다. 우선 정보 발신부터 시작하기 위해 치매와 관련된 책이나 행정과 관계된 전단지를 둔 미니코너를 만들었다. 한달 반이 지났을 즈음 전단지 보충을 위해 전화를 건 카와사키시 담당자와 의기 투합해서 이를 통해 시와 연계한

> V 케이스스터디
> 3. 치매에 친화적인 도서관

"치매에 친화적인 도서관" 활동이 시작되었다. 이제는 전국 각지에서의 시찰이 잇따르고 있다. 향후 도서관학 연구자들과 연계하여 "치매에 친화적인 도서관" 일본판 가이드라인 작성을 목표로 하고 있다.

정보의 "허브"로서 지역포괄케어시스템에 기여

대처의 두번째와 세번째에 소개한 "스토리텔링 자원봉사자 육성" "지역포괄지원센터로의 연결고리 역할"은 우리가 평소에 생각하는 도서관의 틀을 넘고 있다. 도서 대출이라는 주요 도서관 역할 외에도 다양한 정보를 제공함으로써 시민들의 행동을 촉진하는 것도 도서관의 역할 중 하나다. 후나다씨로부터 "도서관도 지역포괄 케어시스템의 일익을 담당하는 행정기관"이라는 강한 의식을 느낄 수 있었다. 미야마에도서관은 지역 의료복지 플랫폼 안에서 자치체나 병원, 지역포괄지원센터, 또 민간 사업자나 치매 환자가 매일 접하는 금융기관이나 소매점 등으로의 연결고리가 되어 주는 "정보의 허브"가 되기를 목표로 하고 있다. "편하게 들릴 수 있는" "무료" "주말・공휴일에도 개관"이라는 점에서 주민들이 부담 없이 다닐 수 있는 도서관이 향후에도 지역의 중심이 될 것으로 기대된다.

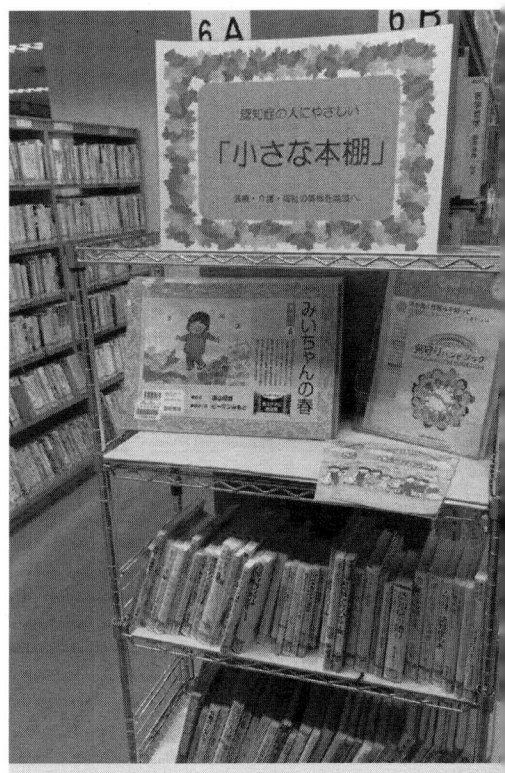

미야마에도서관에 설치된 "치매에 친화적인 〈작은 책장〉"
사진:후나다 아키라

| V | 케이스스터디

4. 도쿄도 오타구 「오타고령자 지켜보기 네트워크 미마~모」

~ 지역주민의 주체성을 끌어내는 도시형의 새로운 네트워크 형성 ~

"미마~모"-지역 고령자를 지역 전체로 보호

도쿄도 오타구는 도쿄도 남부에 위치하여 인구 약 71만명이고, 그 중 22.5%가 65세 이상이다(2015년 10월 현재)[58]. 후생노동성은 고령자 증가로 인해 주거·의료·개호·예방·생활지원의 일체적 제공을 목표로 하는 "지역포괄케어시스템" 구축을 추진하고 있다. 이는 도보 30분 권내를 기준으로 한 중학교 구내에 "지역포괄지원센터"를 설치하여 주민의 상담 접수를 받고 전문직으로 연계하는 구조이다. 증가하는 고령자가 조금이라도 더 오래 익숙한 곳에서 생활을 영위할 수 있도록 행정이나 전문직을 중심으로 한 각 지역에서의 지원체제 충실화를 목적으로 하고 있다. 오타구에는 총21개소의 지역포괄지원센터가 있고 한달동안 상담 건수는 1만 건을 넘는다.

오타구에서 고령자 지켜보기 네트워크의 발기인이 된 분이 사회의료법인재단 인의회(仁医会) 마키타 종합병원 지역서로돕기(ささえあい) 센터장 사와노보리 히사오 씨이다. 그는 2006년 오타구 지역포괄지원센터 이리 아라이(入新井)의 센터장에 취임. 지역포괄지원센터로 이동되자 사무작업으로 바쁜 스케줄이 계속되면서 원래 목표로 삼았던 "능동적인 주민지원"을 위해 좀처럼 시간을 투자하지 못했었다.

이런 상황을 타파하고자 모색 하는 과정에서 지역 고령자를 지역 전체로 보호하려는 네트워크 구축이라는 것에 도달했다. 이렇게 시작된 오타 고령자 지켜보기 네트워크(통칭: 미마~모)는 고령자 보호를 통한 마을 조성을 지향하고 있다. 주요 활동에는 주민 맞춤형 "지역 조성 세미나"나 상점가의 빈 점포를 활용한 지역주민의 쉼터로서의 살롱 사업 "미마~모 스테이션", 긴급시 고령자 신원확인을 위한 주소·성명을 번호화시킨 "미마~모 키홀더" 작성 등이 있다. 미마~모는 법인 자격을 취득하고 있지 않은 임의단체이다. 따라서 각종 계약이나 계좌 등은 대표자 명의를 가지고 관리되고 있다. 또한 운영 재원은 각종 법인·단체가 협찬 비용을 조달하며 운영되고 있다. 현재 92개소의 법인·단체가 협찬 단체로서 가맹하고 있다.

기부자가 재원 조달 뿐만 아니라 활동에 참여 하는 구조

미마~모 협찬단체는 협찬금 조달에 그치지 않고, 1년에 한번 "지역 조성 세미나" 오너 역할을 맡게 되거나 "미마~모 스테이션"에 스태프로서 참여하는 등 각종 이벤트에 기획 단계에서부터 협력을 요구하고 있다. 사와노보리 씨는 기부자의 활동 참여가

Ⅴ 케이스스터디
4. 도쿄도 오타구「오타고령자지켜보기 네트워크 미마~모」

포인트라고 말한다. "법인이 회원으로서 참여함으로써 직원들은 스스로의 업무로서 네트워크와 접근 가능하다. 자원봉사자에 의존하는 것 만으로는 지속 가능한 구조는 실현될 수 없다". 또한 최근에는 개인 서포터도 모집하고 있는데, 이는 신청서를 기입해 회비를 지불 받는 것으로 주체성 제고를 목적으로 하고 있다.

"미마~모"를 지탱하는 두 가지 네트워크

미마~모는 두 가지 네트워크에 의해 지켜보기 네트워크를 구성하고 있다. 첫번째로, "지원 네트워크" 이다. 이것은 바로 지역포괄케어시스템 그 자체이며 의료・개호・보건・복지 등 전문직에 의한 포괄적이고 지속적인 지원을 위한 전문직 인재의 연결 구축이다. 두번째로, "알아챔 네트워크"이다. 이것은 지역주민의 평상시 관계 속에서 어디까지나 자연스럽게 고령자의 이상을 알아 채고 "지원 네트워크"로 연결해 주기 위한 연결고리를 형성하는 것이다. 친구나 이웃끼리, 동네모임, 노인회, 상점가나 금융기관 등 서비스업에 종사하는 사람들이 바로 "알아챔 네트워크"의 구성원이다. 당사자 개인의 변화는 그 사람과 옛날부터 아는 사이가 아니면 알아차리기 힘들다. 그리고 그것을 전문직 지원과 연계하여 처음으로 지속적 지원이 가능해진다. 지원과 알아챔의 두가지 네트워크를 연계시켜야 주민과 전문직이 주체적으로 지원하는 고리가 구축된다.

치매도 지역 네트워크 안에서

미마~모는 현 지점에서 치매에 특화된 대처를 하고 있지 않다. 그것은 치매에 따른 문제해결의 전제로서 지역 조성이 존재하기 때문이다. 전문직이 갑자기 지역주민들을 대상으로 인지기능검사를 시도해 보려고 해도 대부분 사람들은 검사에 응하지 않을 가능성이 있다. 치매에 대해서도 "알아챔 네트워크"가 우선 중요하다. 구축되어 온 네트워크를 통해서 주변 사람들이 변화를 알아채고 전문직으로 연결해줌으로써 조기진단 및 케어를 시작할 수 있다. 나아가 치매 진단을 받아도 전문 직의 서포트를 받으면서 생활할 수 있다. 일본 고령화는 치매 뿐만 아니라 고립고령자 문제 등을 포함한 다양한 문제가 복잡하게 서로 얽혀져 있다. 이러한 상황에서 고령자를 포괄하는 네트워크 구축은 개개인의 문제에 대해서 지역 조성이란 관점에서 포괄적으로 대응할 것을 목표로 하고 있다.

미마~모 설립자 사와노보리 히사오씨,
미마~모 캐릭터와 함께.
사진:미마~모

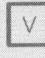
Ⅴ 케이스스터디

4. 도쿄도 오타구「오타고령자지켜보기 네트워크 미마~모」

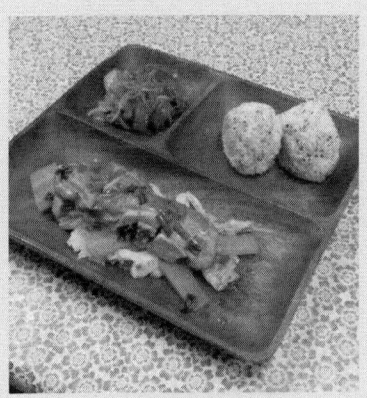

살롱에서 제공되는 점심(1식: 500엔)
사진: 미마~모

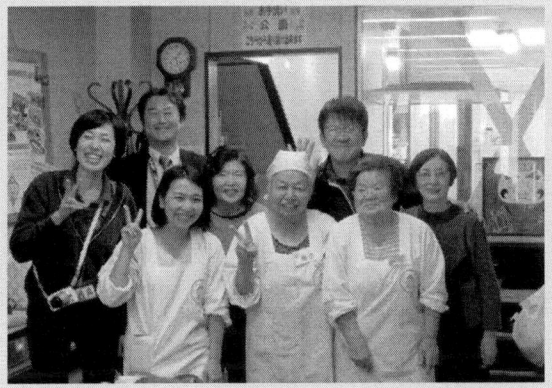

사와노보리 씨와 지역포괄지원센터 직원, 협찬단체, 자원봉사 지역주민들
사진: 미마~모

누군가가 지켜봐주고 있다, 지탱해 주고 있다는 안심감 형성

치매에 관한 정책을 고안할 때 치매에만 초점을 맞춰 버리기 일쑤다. 그러나 넓은 시야에서 보면 치매에 따른 과제는 널리 지역사회 기능으로 해결 가능한 것들이 많다. 그 하나가 이상을 "알아챈다"는 것이다. 미마~모는 겉보기로는 고령자에 한정된 네트워크이긴 하지만 이러한 지역 네트워크가 보호하는 대상은 아이들로부터 고령자까지 대상이 될 수 있다. 지금까지 국가나 자치체에 의한 상의하달(top-down)형 지역 조성이 추진되어 왔지만 이제는 여러 관계자나 단체가 주체적으로 참여할 수 있는 지역 조성이 요구된다. 지역의 소중한 자원인 주민이나 법인·단체의 "주체성"에 의해 창출되는 네트워크야말로 치매에 걸려도 안심하고 살 수 있는 지역 기반이 된다. 누군가가 지켜봐주고 있다, 지탱해 주고 있다는 안심감은 삶에 있어서 가장 중요한 요소이다.

참고문헌

58) 헤이세이 27년 국세조사 "인구 등 기본집계"에서 "오타구 개요(인구·가구)"
https://www.city.ota.tokyo.jp/kuseijoho/suuji/toukei_chousa/kokusei_chousa/27jinnkoutoukihonshukei.files/otakunogaiyou.pdf

| V | 케이스스터디

5. 키즈나야

~ 지역의 고민을 해결하는 약년성치매 지원의 장 ~

와카노 타츠야 씨
일반사단법인SPS라보
약년치매서포트센터 "키즈나야" 대표 이사
전국약년성치매가족회 · 지원자연락협의회
사무국 차장

약년성치매 문제는 고령자의 치매 문제와 마찬가지로 큰 과제를 안고 있다. 약년성치매란 일반적으로 고령자인 65세가 안되는 나이 때, 즉 젊은 나이에 치매 진단을 받게 되는 경우를 말한다. 2009년에 실시된 조사[59]에 따르면 일본의 약년성치매 환자는 37,800명으로 상정된다. 나라현에서 약년치매서포트센터를 운영하는 와카노 타츠야 씨에게 그 활동에 대해 여쭤봤다.

키즈나야 설립 목적-약년성치매 당사자와 가족을 위한 공간

일반사단법인SP라보 약년치매서포트센터 키즈나야는 나라현에서 2009년 4월 약년성치매 당사자와 가족을 위한 거처와 일자리 제공을 목적으로 설립되었다. 회원은 치매 당사자와 그 가족 및 지원자(개인·기업)로 구성된다. 2010년 약년성치매 살롱을 개설했다. 당초부터 지방행정(나라현)에도 적극적으로 요청하여 현(県)주체 약년성치매 실태조사나 강연회 등을 실현시켰다.

설립 초기 키즈나야는 약년성치매 환자의 고민을 어떻게 해결할 것인가 하는 관점을 축으로 활동하여 일자리 제공, 지역 내 거처 만들기, 주변의 약년성치매 이해 촉진을 목표로 한 다양한 활동을 실시했었다. 하지만 이러한 활동을 통해서 약년성치매 당사자의 사회참여에 대한 의욕이 아무리 강하더라도 지역사회에 그것을 발휘할 수 있는 공간이 없다는 냉엄한 현실에 마주쳤다. 그래서 2014년 4월 지역사회의 고민 해결에 치매 당사자가 함께 대처함으로써 일자리나 거처 자체를 만들어 낸다는 생각으로 전환하며 법인격도 취득했다.

현재 키즈나야 활동내용에는 먼저 다양한 중증도 약년성치매 환자와 가족을 위해 제공하는 약년성치매 환자를 대상으로 한 상담지원·당사자회 등의 거처 조성이 있다. 그리고 지역과제 해결을 통한 치매 당사자의 취로지원으로서 ①농어촌 등 네트워크를 활용한 음식 프로젝트, ②관광자원을 활용한 정보발신, ③야마토타치바나·야마 토토우키 재배를 하고 있다. 이들 세 가지 프로젝트의 활동 주제는 모두 지역주민들의 목소리에 의해 만들어졌다. 키즈나야 구성원이 청년회나 자치회가 수행하는 교류의 자리를 방문하여 지역주민의 의견을 모아 반려견 배설물로 인해 발생되는 문제, 학동보육 문제, 농가 후계자 문제 등 여러가지 지역의 고민들을 파악하는 것에서부터 시작되었다.

Ⅴ 케이스스터디
5. 키즈나야

지역의 고민에 대한 해결책을 고안하기 위해서 와카노 씨는 행정이나 기업, 의료개호직, 지역주민 등, 영역이나 입장을 넘은 사람들을 모아 과제 해결에 대한 아이디어를 서로 내놓는 "공간"을 설정했다. 거기서 창출된 아이디어를 중심으로 활동을 시작했다. 예를 들어, 전술한 "③야마토 타치바나·야마토토우키 재배"는 나라시대부터 이어지는 神木 "야마토 타치바나" 부활을 목적으로 한 지역 프로젝트에서 일꾼의 고령화가 진행되어 사업 유지 곤란과 같은 지역의 "고민"에 대처하기 위해서 시작되었다. 치매 당사자를 포함한 지역주민이 키즈나야에 모여 육성 사업을 담당하고 있다. 본 활동은 일본 생명재단에서 평가되어 지원 받고 있으며 치매 당사자에게 노동 대가를 지급하고 있다.

와카노씨는 "약년성치매 지원이 안고 있는 문제에는 향후 일어날 고령자 치매 과제가 응축되고 있다"고 하였다. 베이비붐 세대의 고령화나 치매 진단 조기화가 진행되면 약년성치매 당사자와 마찬가지로 종래 데이 서비스와 같은 "보살핌 받는" 지원에 전혀 익숙지 않은 사람들이 증가할 것이라고 지적된다. 키즈나야 활동처럼 치매 당사자가 지역주민으로서 중요한 역할을 수행하며 삶의 보람 창출로 이어지는 지원이 이루어져야 한다.

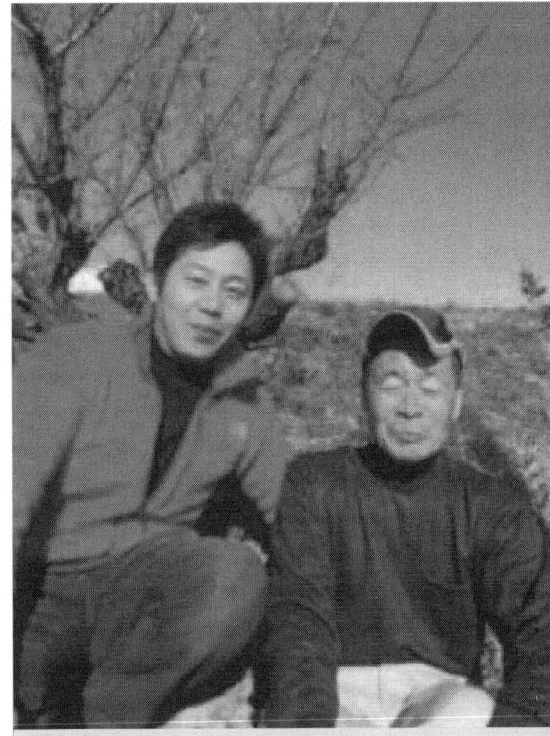

야마토타치바나 전정 작업 후(2017년 2월, 나라 시내)
사진: 키즈나야

연결 구조, 확립-약년성치매 지원 코디네이터의 필요성

약년성치매의 조기발견 및 조기진단에 대해서 와카노 씨는 "조기진단을 받고 조기에 적절한 지원이 이루어진다면 예후는 좋아질 것이다. 하지만 현실은 발견에서 지원까지를 담당하는 점이 서로 다르며 연결되어 있지 않다"고 문제점을 지적한다. 발견 시 당사자가 일하고 있는 경우가 많은 약년성치매는 직장에서 그 징후가 나타나기 때문에 고령자의 치매보다 빨리 알아챌 수 있는 경향이 있다.

한편, 모처럼 의료기관에서 진단을 받아도 그 후의 상담이나 지원의 장이 극히 부족하고 의료기관이나 지역포괄 지원센터 등의 전문직이 파악하는 정보도 부족하기 때문에 아무런 상담자에게도 연결되지 않아 당사자와 가족이 고립되는 경우가 많다. 대책으로서 와카노씨는 당사자와 가족이 곤란하지 않도록 정보 허브가 되는 "약년성치매지원 코디네이터"를 각 현에다가 한 사람씩 배치하거나 주치의가 약년성치매 당사자에게 적절한 상담 창구를 소개할 수 있도록 하기 위한 정보 제공을 기대하고 있다.

Ⅴ 케이스스터디
5. 키즈나야

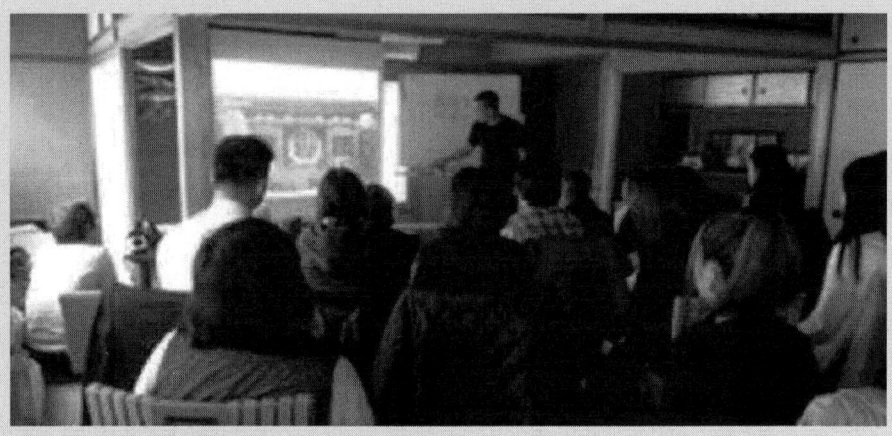

치매를 체감할 수 있는 'VR치매' 강습회 (2017년 3월, 나라시 키즈나야)
사진: 키즈나야

와카노씨는 진단 전후부터 지원까지를 보다 원활하게 수행할 수 있는 대책 외에 치매 진단에 대한 두려움에 대한 대응의 필요성을 지적한다. 약년성치매에 대해서도 진단에 대한 두려움은 의료기관 방문에 대한 심리적 장벽으로 존재한다. 조기발견 및 조기진단 촉진을 위해서는 치매 환자도 그렇지 않은 사람도 편하게 방문할 수 있고 상담의 허들이 낮은 키즈나야와 같은 공간이 각지에 더 보급되어 가야 할 것이라고 생각한다.

약년성치매를 조기발견 및 조기진단하고 재빨리 적절한 지원 및 거처로 연결해 주는 구조가 갖추어지면 당사자는 지역주민으로서 평상시대로 생활할 수 있게 된다. 당사자가 지니는 "강점이나 경력(배경)"을 활용한 활동은 당사자 자신에게 만족감과 자신감을 심어주고 생활의 질 향상도 기대할 수 있다.

또한 와카노씨는 치매의 조기발견 및 조기진단을 추진해 많은 당사자의 의견을 듣는 것은 진행 후까지를 포함한 치매 지원 전체의 모습을 장래적으로 재검토해 나가는 것으로 이어진다"는 비전을 제기했다. 당사자가 진심으로 바라는 지원을 당사자 자신의 목소리를 통해 조성 가능한 시대로 변화되어 갈 것이다.

키즈나야가 다루고자 하는 약년성치매 과제는 치매 전체를 포괄하는 과제이며 사회 전체가 곧바로 직면하게 될 문제이다. 치매 지원에만 얽매이지 않는 "살기 좋은 지역 조성"이라는 관점에서 새로운 롤모델이 향후에도 탄생될 것이 기대된다.

참고문헌

59) 후생노동성(2009) "약년성치매 실태에 관한 조사결과 개요 및 후생노동성 약년성치매 대책에 대하여"
http://www.mhlw.go.jp/houdou/2009/03/h0319-2.html

Ⅴ 케이스스터디

6. 「RUN TOMO-RROW (애칭・RUN伴＝란토모)」

~ 연결이 키워드. 지역, 조직을 넘은 새로운 「장」 구축 ~

이데 사토시씨(Satoshi IDE, ND)
일본방송대학 교수(Open University of Japan, Professor)
NPO법인치매 프렌드십클럽 이사장
(NPO Dementia Friendship Club, President)
간호학 박사 (ND : Doctor of Nursing)

토쿠다 타케히토씨(Takehito TOKUDA)
NPO법인치매 프렌드십클럽 이사
(NPO Dementia Friendship Club, Board Member)

RUN伴(토모) 목적과 활동

NPO법인 "치매프렌드십클럽"은 "전국의 마을을 치매에 걸려도 안심하고 살 수 있는 곳으로 만들자"라는 목적을 내걸고 2007년 삿포로에서 활동을 시작했다. 동 클럽은 "하고 싶은 것"을 지원하는 친구 자원봉사 "프렌드십 서포터"나 안심하고 이용할 수 있는 가게 등 "프렌드십 스폿" 소개 등의 활동을 실시하고 있으며 현재 전국에서 전개 중이다. 동 클럽이 개최하는 이제야 전국적 계발 행사로 자리잡은 "RUN TOMO-RROW (애칭・RUN伴 =란토모)"는 치매 당사자를 포함한 참가자가 하나의 어깨띠를 이어서 출발점에서 목적지까지 주파한다. 치매 환자도 그렇지 않은 사람도 같은 위치에서 함께 하나의 목표 달성이라는 이념을 체현하고자 하는 계발 릴레이이다. 2011년 첫 대회에는 171명이 참여하였고 하코다테에서 삿포로까지 300킬로를 이었다. 매년 규모를 확대하고 2016년에서는 홋카이도에서 오키나와까지 약 6,500킬로로 첫 일본열도 종단을 달성했다. 참가자는 약 1만 1천명에 달했다고 한다.

바텀업형 계발 활동을 통한 지역 육성

"RUN伴는 보텀업(상향식)형 활동"이라고 동 클럽 이사장인 이데 사토시씨는 말한다. 국가가 실시하는 톱다운(하향식)형 계발에는 즉효성이 있는 반면, 단체로는 지역에 정착되기 어렵고 활동 그 자체의 지속성도 자금 조성 종료 등과 같은 이유로 인해 좌우되기 십상이다. 한편 "치매에 걸려도 안심하고 살 수 있음"을 지향하려면 마을 조성이 필수적이다. RUN伴는 톱다운형과는 달리 각지의 지역 네트워크가 천천히 축적됨으로써 전국적으로 퍼졌다. 지역 육성이 기반에 있기 때문에 활동은 지역에 정착되고 자발적으로 계속 발전해 나갈 수 있다.

계발 이벤트인 란토모가 육성하는 지역 네트워크란 무엇일까? 란토모는 각 개최지역의 개호시설, 의료기관, 기업, 동 클럽 사무국 등이 협력하여 운영된다. 이들 지역사회 플레이어들이 같은 테이블에 앉음으로써 지금까지 어울리지 못했던 타업종이나 소속이 다른 사람들이 만나면서 연계 및 정보 교환의 토대가 형성된다. RUN伴에 종사하는 일반시민에게는 치매에 관심을 갖고 치매와 마을 조성에 대해 살펴보게 될 계기가 주어 진다. 이데씨는 "치매 환자나 가족이 고립되지 않게 적절한 의료 및 복지 서비스로 연결해주며 당사자나 가족을 보호할 수 있는 안전망이 쳐진 지역 형성이 중요하다"고 말한다. 그리고 치매에 걸려도 안심한 마을 조성에 필수적인 지역의 역량 강화에 RUN伴와 같은 활동이 기여해 갈 수 있다고 생각한다.

Ⅴ 케이스스터디
6. 「RUN TOMO-RROW(애칭 · RUN伴 = 란토모)」

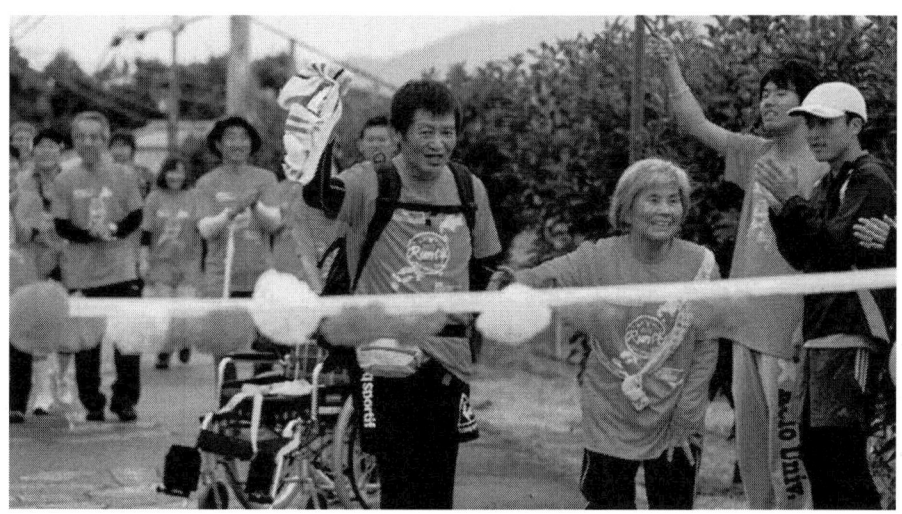

사진 : RUN伴

새로운 치매 계몽 형태-리얼한 새로운 치매 당사자의 스토리를 가까운 곳에서

앞으로의 치매 계몽에 대해서 동 클럽 도쿄사무국 대표인 토쿠다 마사토씨는 "가까운 곳에서 리얼한 새로운 치매 스토리에 접하는 것이 중요하다"고 말씀하셨다. 영화화도 된 아리요시 사와코 씨의 소설 "황홀한 사람"을 비롯한 개호에 관한 다양한 보도 등으로 인해 고정화된 치매의 부정적 이미지가 아직도 뿌리 깊게 남아 있다. 치매에 대해 언급되는 스토리는 얼마 전까지 본인 것이 아니었다. 또한 당사자의 에피소드가 있다 하더라도 그것은 특별한 "미담"이나 예외적인 "기적의 사람"과 같이 취급되므로 치매 당사자로서 활기차게 생활하는 것이 가까이에서 일어날 현실적인 일로는 받아들여 오지 않았다.

그러나 최근 들어 치매에 관해 전해지는 정보 내용은 본인 주역으로 변화되어 가고 있다. 이는 자신답게 자립한 당사자들이 목소리를 내기 시작했기 때문이다. 또한 이러한 이미지 전환의 흐름을 다음 단계로 추진하기 위해서 필요한 것이 토쿠다씨가 말하는 "신변 · 리얼"한 정보의 전달 방법이다. 티비나 서적 등 미디어를 경유한 발신 뿐만 아니라 일상에 가까운 곳에서 당사자를 접할 기회를 늘림으로써 새로운 치매 당사자상을 평범한 일로 여겨지기를 바란다. 토쿠다씨는 "지역사회에서 치매 당사자의 이야기를 경청할 수 있는 자리가 각종 다양하게 준비되어야 한다"고 생각한다. 그리고 치매에 대한 시각을 바꾸기 위해 소규모 치매 계몽 공간이 전국 각지로 확대되기를 기대한다.

어린이로부터 고령자까지 많은 일반시민이 참가하는 란토모도 가까이에서 치매 체험의 장을 제공할 하나의

Ⅴ 케이스스터디
6. 「RUN TOMO-RROW(애칭 · RUN伴 = 란토모)」

좋은 예라고 볼 수 있다. 이데씨는 "치매 환자의 활기차고 즐거워 보이는 웃는 얼굴을 참가한 아이들이 보고 있다. 이 체험에는 치매 이미지를 바꾸는 힘이 있다"고 그 의의를 제기한다. 많은 사람들 앞에서 강연하는 일부 당사자의 힘도 크지만 지역에서 활기차게 사는 당사자 개개인의 모습에도 지역에 변화를 일으킬 만큼의 영향력이 있을 것 같다.

치매의 조기발견 및 조기진단 촉진을 위해서 "치매 환자가 어떻게 살고 있는가" "치매 환자를 사회가 어떻게 수용하고 있는가"하는 두 가지 관점에 대해서 희망을 가질 수 있는 것에 대한 필요성이 지적된다. 당사자를 위한 터전 확보나 의료 복지의 연계 확보 등 각종 과제 해결에 따라 치매 당사자를 다정하게 수용하는 지역사회가 존재한다는 희망을 갖지 못한다면 조기진단, 치매 이미지 전환도 도모할 수 없다. 시간이 걸릴지라도 치매 진단 후의 앞날에 희망을 가질 수 있는 것이 중요하다"(이데씨) 는 것처럼 조기진단 관점에서도 치매에 걸려도 안심하고 살 수 있는 마을 조성 추진이 역시 필수적이다.

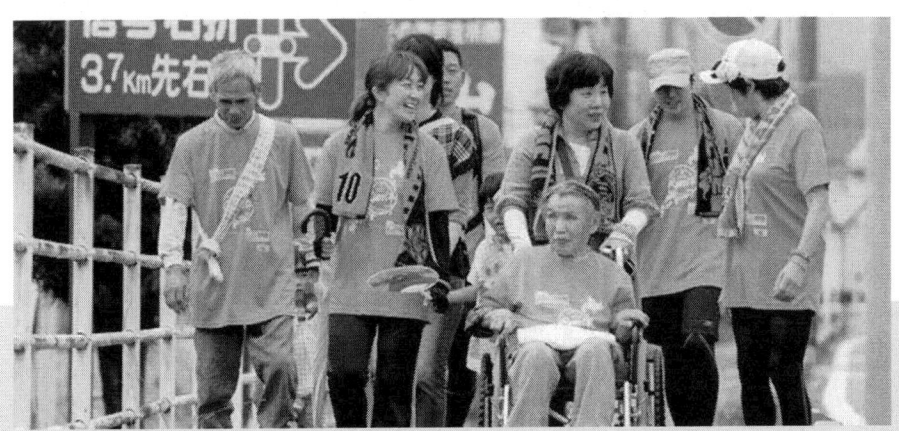

치매 환자 본인과 지역주민이 함께하는 타스키(어깨띠) 계주 (2015년 9월 시즈오카현·후지큐시)
사진:RUN伴

> V 케이스스터디

7. DAYS BLG !

~ 치매에 걸려도 일할 수 있는 사회에서 명확한 삶의 보람을 ~

마에다 타카유키씨(Takayuki Maeda)
NPO 마치다시 연결의 장(つながりの開) 이사장
(Machida City Connecting Living with Dementia Association, The chief director)

오쿠자와 신이치씨(Shinichi Okuzawa) 가명
DAYS BLG ! 멤버(DAYS BLG !, Member)

종래 데이서비스의 틀을 넘어서
-수익자로부터 사회를 지탱하는 일원으로서

차세대형 데이서비스 시설 "DAYS BLG!" (도쿄도・마치 다시)은 2012년 8월에 설치된 치매 당사자를 위한 데이서비스 사업소이다. "차세대형"이라는 말 그대로 기존 개호보험 서비스 개념을 바꾸고자 하는 활동을 전개해 전국적으로 주목되어 왔다.

DAYS BLG!는 치매 당사자가 사회와 조화하여 지역에서 역할 수행하는 활동을 중시한다. 자동차 판매점에서의 세차 등, 일반기업과 연계하여 일을 떠맡고 당사자가 노동을 제공하여 대가를 받는다. 학동어린이집에서 치매에 대해 가르쳐주는 선생님 역할도 당사자가 직접 수행한다. 거기에는 데이서비스 수익자가 아닌 사회적 역할을 수행 하는 사회의 일원으로서 치매 당사자의 모습을 볼 수 있다. 따라서 여기서는 서비스를 수익자・제공자로 구별하지 않고 DAYS BLG!와 관련된 전원 모두를 "멤버"라고 지칭 한다.

멤버는 주체적으로 자신의 생활 방식을 선택하고 서비스를 강요 받지 않는다. 자기 일은 자기가 선택할 수 있는 생활, 노동・돈벌이・사회공헌에 대한 소망, 이것들을 실현하고자 하는 "차세대형" 방식이 치매 진행 예방이나 생활 기능 유지 향상에 성과를 가져오게 한다.

치매 진단 후 "공백 기간"을 없애자
-지역사회가 구축하는 출입구 전략

치매 당사자 입장에서 치매 조기발견 및 조기진단하는 의미는 무엇일까. DAYS BLG!를 운영하는 NPO법인 "마치다시 연결의 장" 이사장인 마에다 타카유키씨는 "빠르고 올바른 진단을 받고 어떻게 변화해 나갈지 이해하는 것이 본인에게 있어서 더 좋은 결과를 낳는 경우가 많다. (원인 질환) 진단에서 적절한 대처법도 당연히 변한다" "적절한 지원의 신속한 연결이 치매 진행 예방에도 효과적이다"고 해설한다.

그러나 이들 조기발견 및 조기진단의 이점들을 해치는 요인으로 치매 진단 후 나타나게 될 "공백 기간" 문제가 있다. 공백 기간이란 초기 치매나 약년성치매로 진단된 사람이 빠지게 되는 종래 "개호"의 틀 내에서 유용한 사회적 지원 자원이 정비되지 않은 기간을 가리킨다[60]. 의료-복지 연계가 부족하고 정보와 거처 없이 고립된 상태로 집안에 틀어 박혀 지내는 사이에 치매가 급속히 진행되는 경우가 드물지 않다. DAYS BLG! 멤버이자 전두측두형치매(FTD: Fronto Temporal Dementia) 당사 자인 오쿠자와씨는 "진단만 해서는 오직 절망 속에 빠지게 될 뿐이다.

Ⅴ 케이스스터디
7. DAYS BLG !

의사에게 진단 결과만 듣고 그냥 방치되는 본인과 가족을 지원해 주는 구조가 있어야 한다"고 문제의 심각성을 지적한다.

이러한 공백 기간을 단축하기 위해서 마에다씨가 우선 지적한 것은 "출구" 지원 충실화의 필요성이다. 초기 치매나 약년성치매 당사자가 진단 후 "공백"에서 벗어날 수 있는 계기를 마련해주는 거처나 지원 정비가 시급히 요구된다. 그 자원이 될 수 있는 것은 치매 카페나 약년성 치매 코디네이터, 치매지역추진원 등이며 "당사자가 가고 싶은 곳, 하고 싶은 활동"이어야 한다(마에다 씨). 일하고 싶다는 당사자의 소원을 이루게 해주는 DAYS BLG!도 공백 기간을 벗어난 후의 당사자를 지원하는 아직 일본 에서도 얼마 없는 이상적 "출구"의 모습일 것이다. 오쿠자와 씨는 "치매에 걸려도 자신답게 계속 활약할 수 있는 곳이 있다는 것은 〈조기진단=조기절망〉 현황을 타개할 서포트가 된다"고 실감을 담았다.

출구가 있으면 당연히 "입구"도 존재한다. 공백기간으로의 "입구", 즉 현역 세대로 말하자면 진단을 받은 당사자가 회사에서 해고 당하고 사회로부터 단절되어 버리는 현상이다. 이 현상을 바꾸기 위해서 마에다씨는 새로운 대처 실현을 향해 움직이기 시작하고 있다. 대처란 기업에 대해 "취업 지속 시뮬레이션 플랜" 정비를 재촉하고자 하는 것이다. 직원이 치매에 걸린 경우 직종이나 소속을 조정하면서 어떤 방식으로 고용을 일정기간 계속 유지하는 것인지를 상정해 둔다. "치매 진단을 받은 동료가 다음날부터 회사에 없는 그러한 사회에서는 치매에 대한 절망적 이미지는 달라지지 않는다"고 마에다씨는 말한다. 플랜에 의해 치매에 걸리더라도 사회에서의 거처를 갑자기 빼앗기지 않고 앞으로 어떻게 살아가면 좋은지 전망할 수 있게 되면 치매에 대한 사회적 이미지에도 좋은 영향을 미칠 것이라고 생각한다.

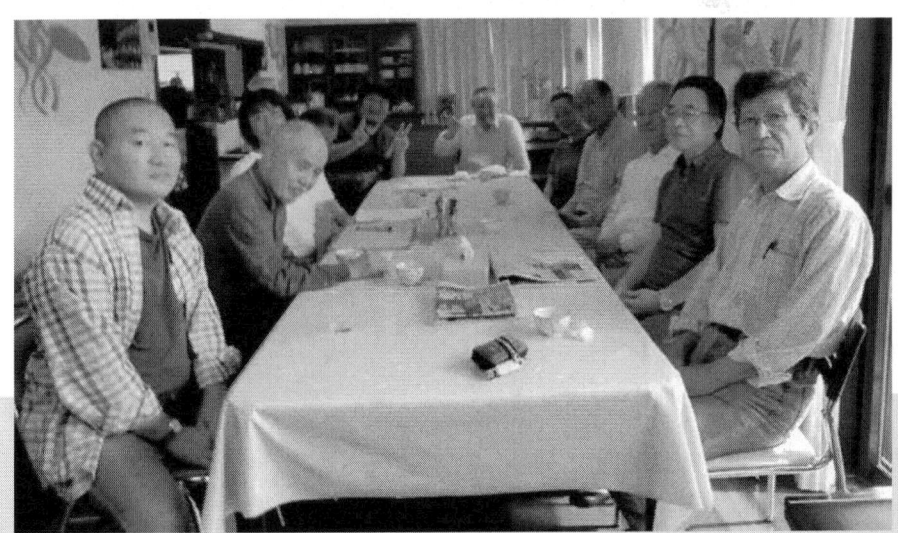

DAYS BLG멤버 전체 사진 (2016년 5월)
사진 : DAYS BLG!

V 케이스스터디
7. DAYS BLG !

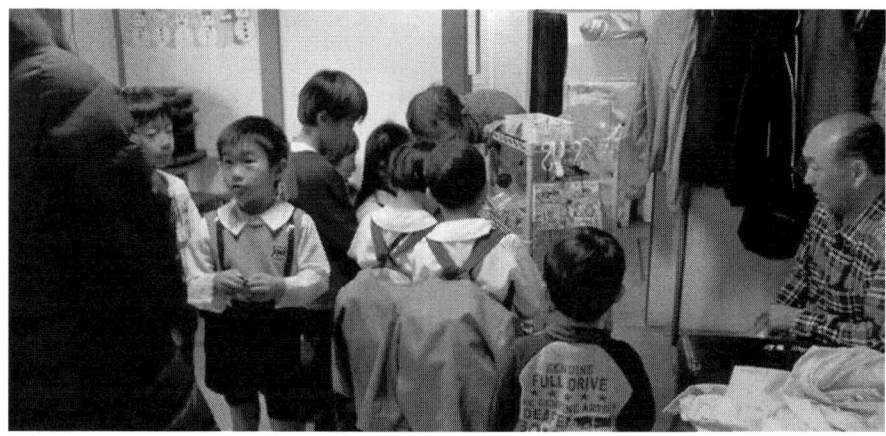

미니 문방구에 모인 아이들과 지켜보는 사장님 (2016년 2월 경)
사진 : DAYS BLG!

기반부터 치매 이미지를 바꾼다

조기진단의 중요성은 앞에서 언급한 대로이지만 많은 유형에서 완치 치료 방안이 없는 치매에 있어서 일반인이 조기진단의 이점을 이해하기 힘든 것도 사실이다. 진단을 두려워 하는 마음이 이점을 넘어 의료기관 방문을 거부하며 이것이 조기진단을 저해하는 커다란 장벽으로서 존재한다. 마에다씨는 출입구 각각의 지원이 충실화되고 당사자가 고통 받는 공백기간이 해소될 때 바로 일반인이 갖는 치매에 대한 이미지도 달라지며 조기진단 촉진이 이루어진다고 생각한다.

DAYS BLG! 멤버는 자신의 모습을 의욕적으로 발신한다. 노동, 지역 공헌과 같은 나날의 활동 자체, 지금까지 우리가 상상도 해 오지 못했던 새로운 치매 당사자상의 지역 주민에 대한 제시이다. DAYS BLG! 활동이 마을 조성이라고도 표현되는 이유는 바로 여기에 있다. 마치다시에서는 정기적 으로 개최되는 당사자와 시민의 교류 행사를 통해 참가자의 치매 조기진단 으로 이어진 사례도 나오기 시작했다. 활기차게 활약하는 치매 당사자가 증가하는 지역에서는 저절로 조기진단에 대한 장벽도 낮아 진다. 그러한 선 순환이 보일 것 같다.

조기발견 및 조기진단의 중요성은 치매 당사자나 당사자를 지원하는 사람들 사이에서도 점점 이해되어 가고 있다. 하지만 조기진단 혜택을 누구나 받을 수 있는 사회가 되려면 아직 많은 과제가 남아 있다. 자신의 경험을 발신 하는 것에 대해서 오쿠자와 씨는 "치매 지원에는 본인 시점이 없다. 이해 받기 위해선 저마다의 목소리가 필요하다고 생각한다"고 간절히 말했다. 여러가지 생각을 가슴에 담아 나서려는 치매 당사자의 용기에 사회가 진지하게 응해 나갈 필요성이 있다. 또한 그들의 모습에서 많은 사람들의 의식을 "치매 진단을 받는 것이 결코 절망적인 것이 아니다" 는 것으로 바꿔 가는 강력한 원동력을 볼 수 있었다.

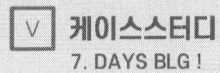

Ⅴ 케이스스터디
7. DAYS BLG !

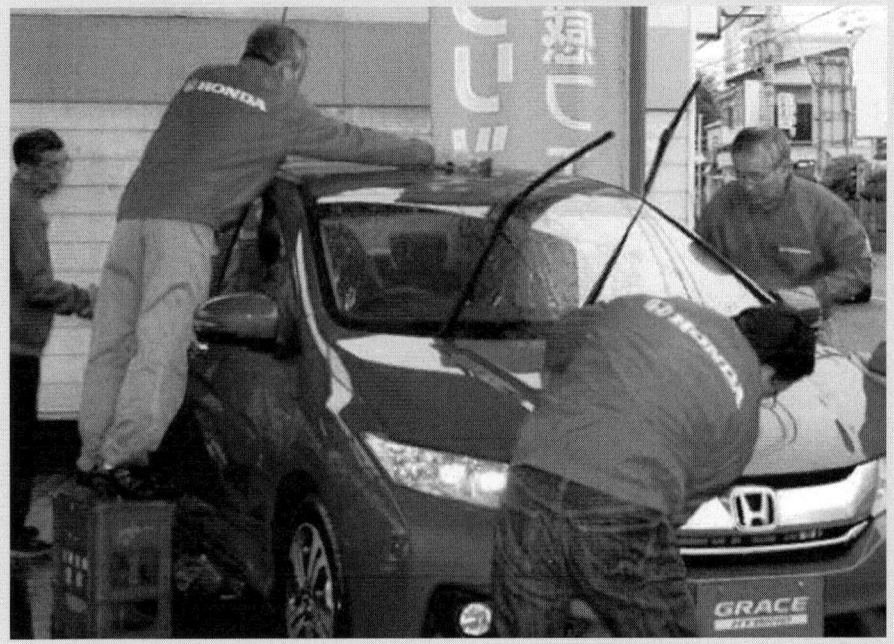

HONDA CARS 도쿄중앙쇼룸 세차 (2016년 2월경)
사진 : DAYS BLG!

참고문헌

60) 참고:일본치매워킹그룹 설립 취의서(2014년 10월 11일)

VI

인터뷰

마에다 키요시 선생님

고베가쿠인대학 종합재활학부 특명 교수, 고베대학 명예 교수,
고베시 치매대책감, 간사이 건강·의료창생회의·제4분과 회장

「 다직종이 함께 일하게 됨으로써 환자가 할 수 있는 일이
다양해짐을 느끼게 되며 점차 지역 의료나 정책 분야에
파고 들게 되었습니다. 」

VI 인터뷰

타직종 연계에 따른 환자와 가족의 삶의 질 향상을 위하여

치매를 둘러싼 과제는 이제야 의료의 틀을 넘어 개호나 보건·복지 영역은 물론, 사회 전체를 끌어들이는 과제입니다. 선생님은 정신과 의사로서 또한 근래에는 고베시의 정책적 측면에서도 치매 과제 해결을 위해 임하고 계십니다. 우선 자신의 치매와의 관련성에 대해 알려주세요.

의학부 졸업 후, 전문 분야로서 정신과를 선택한 것은 학생 시절에 만난 의사들 중에서 정신과 선생님이 가장 친절하다고 느꼈기 때문입니다. 정신과 중에도 각각 전문성이 있지만 저는 원래 고령자에 대한 특별한 정이 있어 전문 영역으로서 고령자 의료에 관심이 있었습니다. 제가 의사로서 근무하는 동안에 고령화는 점점 진행되어 이 분야의 중요성을 간직하고 있었습니다. 그 와중에 검찰관으로서 록히드 사건 등을 담당한 훗타 츠토무씨가 법무성 퇴관 후 치매 환자의 종말기에 관한 문제를 해결 하려고 "공익 재단 법인 사와야카 복지 재단61)"을 설립 했습니다. 저는 이 이야기에 강한 감명을 받았습니다. 그 때만 해도 고령화율62)은 14% 전후로 일본은 겨우 "고령 사회"로 돌입할 무렵이었습니다. 훗타씨의 책을 읽었을 때 "지금은 아직 많은 사람들에게는 남의 일일 것 같지만 치매 종말기는 힘들구나"하는 것을 느껴 이 분야에서 의사로서 기여하고 싶다는 생각이 들게 되었습니다. 이것이 바로 제가 치매를 전문으로 해나가기를 결정한 계기 입니다.

고베대학병원 근무 시절, 대학 교수로서 진료과 책임자로서 근무했었기 때문에 아주 바쁜 나날을 보냈습니다. 일본 특유의 관습일지도 모르겠지만 진료 뿐만 아니라 근무처 관련병원의 인사 관련 업무도 자신이 담당해야 할 업무 중 하나였습니다. 병원내, 진료과, 의국 관련병원에 대해서 등 그 업무는 매우 다양했습니다. 이러한 관리업무 이외에서는 매일 찾아오는 환자분들을 진료하는 것이 일입니다. 당시 대학병원이 스스로 지역의료 분야에서 적극적으로 역할을 수행하려고 하는 일이 거의 없었기 때문에 대학병원 밖에서 어떠한 일이 벌어지고 있는지 등, 지역의료 현장 현황에 대해서 그다지 몰랐습니다.

고베대학병원 퇴직 후, 2012년도에 고베시부터 치매 초기집중지원팀 설치 추진63)의 지원 요청을 받게 되었습니다. 준비기간을 거쳐 고베시에서는 치매초기 집중지원팀 설치가 2013년에 개시되었습니다. 솔직히 처음에는 사업에 대한 간단한 조언이라는 정도의 마음으로 승낙했습니다. 하지만 모처럼 도전하게 된 이상 각각 대처에 대해 정확히 알고 싶다는 마음이 생겨 동 팀 회합 등 다양한 곳에 참여하게 되었습니다.

VI 인터뷰

계속 대학병원에서 진료 중심으로 치매에 종사해 온 제게 있어서 보건사나 간호사, 사회복지사 등의 한 환자에 대한 지원 방식에 대한 토론을 보는 것은 아주 신선했습니다. 다직종 분들이 각자 자부심과 전문성을 가지고 연계하여 일하는 재미를 알게 되었습니다. 다직종 사람들이 함께 일함 으로써 환자가 할 수 있는 일의 폭이 확대된다고 느꼈고 점점 지역의료나 정책 분야에 파고 들게 되었습니다.

선생님이 느끼시는 다직종 연계의 재미란 구체적으로 어떤 것인가요?

제가 그동안 근무했던 대학병원에서는 다직종이라고 해도 주로 의사, 간호사와의 관계로 보건사, 작업치료사나 사회복지사 등 다른 직종과의 관계는 매우 희박했습니다. 하지만 제가 참여한 초기집중지원팀에서는 직종 간 차이를 넘어 저마다의 전문성을 살리고 하나의 케이스에 대해 여러가지 지혜를 짜내고 있었습니다. 예를 들어 의사, 간호사, 보건사, 개호복지사, 사회복지사 등 의료종사자가 각각 전문성을 최대한 발휘해 환자와 가족을 지원하고 있습니다. 타직종을 존경하면서 자신의 전문성을 살리고 연계된 협동 프로세스가 저한테는 아주 참신하면서 앞으로의 치매 케어에는 필수적이라고 강하게 느꼈습니다.

치매 과제는 인지기능 수준 저하로 인한 사회생활 곤란입니다. 치매가 진행되면 사람에 따라 일상생활에 지장이 생기기도 합니다. 따라서 저희 의사들의 업무도 치매 진단 뿐만 아니라 환자의 생활 지원으로 이어지지 않으면 진정으로 환자를 위한 것이라고 말할 수 없습니다. 즉, 치매 분야에 있어서 "진단" "치유" 와 같은 종래 의사에게 기대된 것을 넘은 환자 생활 케어가 요구되고 있습니다. 이것이 바로 치매의 특징이 아닐까 싶습니다. 따라서 의사나 간호사의 힘만으로는 대응하지 못할 과제가 있으며 그것을 해결하기 위해 관련 전문직 모두가 연계하여 수행해 나가는 것이 중요 합니다. 오늘날 치매 치료약이 개발되어 있지 않다는 사실만이 큰 문제로 다루어지는 경향이 있겠지만 치료약 개발 후에도 "치매 환자가 생활하면서 안게 될 과제를 누가 책임질 것인가"하는 문제가 대두됩니다. 그러한 의미에서 지금부터 환자나 가족의 생활 지원까지를 시야에 넣는 다직종 연계가 아주 중요합니다.

선생님께서는 오랫동안 치매 분야에서 일하고 계시지만 치매에 대한 사회의 의식에 대한 변화를 느끼십니까?

2004년 "치매증"에서 "인지증"으로 호칭이 변경된 이후[65] 치매에 대한 차별, 편견이 감소된 것처럼 보입니다. 물론 치매라는 질환 자체의 내용은 변하지 않으므로 아직도 차별과 편견이 존재합니다.

차별과 편견을 없애기 위해서는 "몇 년 후에 자기도 치매에 걸릴지도 모른다" "누구나 치매에 걸릴 가능성이 있다"는 의식을 갖기 시작하는 것이 필요합니다. 조만간 평균수명이 90세에 달한다고 보고되고 있습니다. 85세가 넘으면 치매 발병 비율은 **45%이상** [65]이라고 알려지고 있습니다. 치매를 포함해서 신체적, 정신적 기능 쇠퇴는 85세를 넘으면 모든 사람이 공통으로 갖게 될 과제입니다. 나이가 들면 동시에 모든 사람들의 인지기능이 저하되는데 그 연장선에 있는 질환 중 하나가 "치매"이라는 공통 인식이 보급될 필요가 있습니다. 요약하면 "자신도 언젠가 치매에 걸린다"는 것을 저마다 의식하는 사회가 되어야 합니다.

VI 인터뷰

따라서 개개인이 치매에 대해 알려고 할 것이며 실제로 자신이 치매가 되었을 때 결과를 받아들일 수 있게 될 것입니다. 또한 치매에 대한 이해 증진을 통해 주위에 치매 환자를 발견한 경우 그들을 지원할 수 있게 될 것입니다.

> 약년성치매는 특히 의사로서도 개입 수준이 높을 때가 있습니다. 그러므로 개호보험 제도나 기타 자치체의 자원을 우선 의사가 잘 파악하여 진단 뿐만 아니라 그 사람의 QOL (Quality of Life= 삶의 질)을 유지할 수 있도록 지원할 필요가 있다고 생각합니다.

의료종사자들의 치매에 대한 의식에 대해 어떻게 생각하십니까?

이전엔 의사 중에서도 치매 환자 케어가 힘들다는 이유로 진료를 거부하거나 입원중 문제가 생기면 신속히 퇴원 수속을 해 통원으로 변경해야 한다는 생각을 가진 사람도 있었습니다. 하지만 현재는 치매 환자 절대수가 많아져 치매 환자의 대응이 의료종사자들에게 흔한 일로 정착되어 오고 있습니다. 국가 정책으로서 의사·간호사의 치매 대응에 대한 연수회를 시작했고[66] 최근에는 각지에서 개최되기 시작했습니다. 이러한 연수회를 수용하는 병원과 참여하는 의료인도 증가해 가고 있듯이 보입니다. 그러한 의미에서 의료종사자나 병원의 치매에 대한 의식은 서서히 변화되어 가고 있습니다.

최근 사례를 들자면 50대에 사회적으로도 활약하고 계신 분이 어떤 대형병원에서 레비소체치매[67] 진단을 받게 되었습니다. 진단 후 대형병원 의사의 대응은 "앞으로 평소에 이용하는 주치의 선생님의 진찰을 받아주세요"하는 것이었답니다. 하지만 실제 이분의 주치의는 치매 전문의[68]가 아니었습니다. 그렇기 때문에 질환에 대한 의학적 대응과 향후 생활을 위한 조언도 없이, 결과적으로 진단 후 적절한 지원을 받을 수 없었습니다. 고민한 나머지 그와 그의 부인이 저를 찾아왔습니다.

평소에 저는 환자분들에게 치매라고 진단 받았을 경우 개호보험제도[69] 이용을 권유하고 있습니다 (역자주: 개호 보험은 한국의 장기요양 보험과 유사한 제도임). 하지만 이분은 아직 60세 미만이었기 때문에 본인은 개호보험 이용에 대한 저항을 갖고 계셨습니다. 본인이 개호서비스 이용이 필요한 상태인 것을 받아들일 수 없었던 것이겠지요. 하지만 그의 부인은 개호에 수반되는 부담이 점점 커짐에 따라 정신적으로도 쫓기게 되었습니다. 집안에서의 말다툼도 많아져서 저한테 도움을 요청하셨습니다. 저는 부인에 대해서도 염두에 두면서 그에게 "자신이 못하는 일을 남에게 도움 받는 것"을 수용하도록 조언했습니다. 그럼으로써 자기 자신의 삶에 새로운 보람을 발견할 수 있지 않을까라고 생각했습니다. 치매라고 해서 계속 집안에 틀어 박히게 되는 것이 아니라 치매에 대해 긍정적으로 생각해보고 개호 보험 서비스를 적극적으로 이용하고 외출 기회를 늘려 다양한 일에 도전해 보는 것이 중요하다고 생각해서 그 생각을 전했습니다. 하지만 본인은 그래도 개호보험을 이용하는 것에 대해 저항을 갖고 계셨습니다.

VI 인터뷰

제 병원에서는 장기간 환자를 볼 수 없었고 또 그의 질환은 저의 전문이 아니었기 때문에 신경내과 의사를 소개했습니다. 또한 일상생활에서는 몸을 움직이는 것부터 시작하도록 조언했고 부인에게는 "치매 환자와 가족의 모임"[70]에 가입하기를 권유했습니다. 그의 나이로의 치매는 약년성치매[71]에 분류되므로 약년성치매 환자 본인이나 가족, 지원자가 모여서 고민 상담이나 의견교환을 하는 교류모임을 소개해주고 참여하도록 권유했습니다. 교류모임에서는 개호자 간 정보교환이나 교류가 이루어지고 있습니다. 아직도 지원의 여지가 있긴 하지만 본인도 부인도 이러한 가족 모임의 회원이 됨으로써 다양한 지원을 받고 저마다의 QOL이 서서히 개선되어 가고 있다고 생각합니다.

이 분의 사례를 통해 알 수 있듯이 이제는 치매가 "진단하고 끝"나는 시대가 아닙니다. 약년성치매는 특히 의사로서도 개입이 어려울 때가 있습니다. 그러므로 개호보험제도나 기타 자치체의 자원을 우선 의사가 잘 파악하여 진단 뿐만 아니라 그 사람의 QOL(Quality of Life=생활의 질)을 유지할 수 있도록 지원할 필요가 있습니다.

의료종사자가 더욱 더 적극적으로 치매를 생각하기 위해서는 무엇이 필요하다고 생각하십니까?

저는 스코틀랜드의 링크워커(Linkworker) 제도[72]처럼 진단 후부터 바로 가족과 당사자를 서포트하는 형식이 최선의 방법이라고 생각합니다. 의사는 치매 증상이 초기단계인 환자에게는 약물 처방을 취할 수 없습니다. 따라서 의사의 불친절, 또는 아무 처치도 해주지 않다고 느끼는 환자와 가족분들이 계시는 것도 사실입니다. 의료로도 지역포괄지원센터[73]에서도 지원이 불가능한 경도치매 환자를 위한 지원 제도가 필요합니다.

제가 거점으로 하는 고베시는 의료종사자를 잘 끌어들이면서 활동을 추진하고 있는 편이라고 생각합니다. 지역포괄지원센테 (고베시 "안심건강센터"[74])는 시내에 총 77개소 설치되어 있습니다. 현재 보건복지국장이 의료산업을 유치하는 "의료산업도시구상"에 장기간 종사해 오고 네트워크도 풍부하기 때문에 고베시 치매 시책에 관해서는 전문의를 적극적으로 끌어들이고

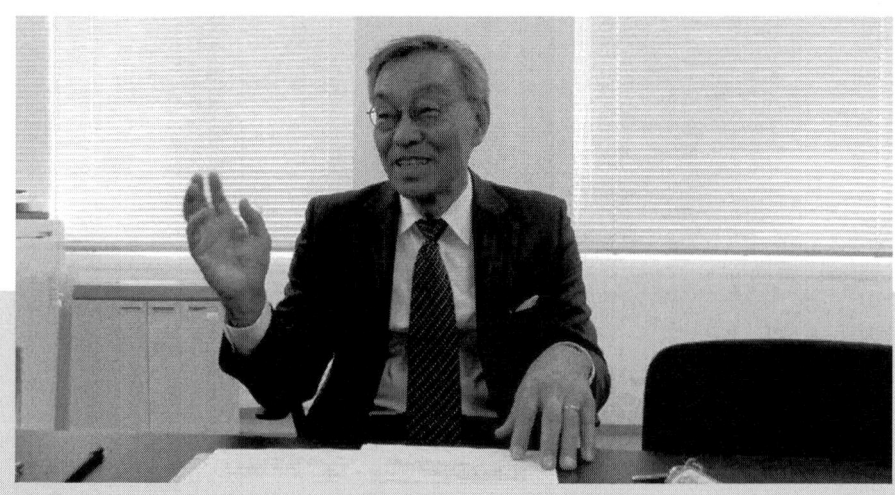

VI 인터뷰

추진할 수 있습니다. 또한 전체적으로 고베시에는 다른 지역보다 치매 전문의가 많아 자치체로의 협력자가 많다는 인상을 갖고 있습니다. 효과적 의료정책 추진에 있어 전문의 협력의 필요성을 고베시도 강하게 실감하고 있습니다. 치매 시책 추진에 전문의를 이정도 수준까지 끌어들이고 있는 자치체는 고베시를 제외한 곳에서는 거의 볼 수 없을 것입니다.

올해(2017년) 봄부터 제가 고베대학정신과교실 시절에 지도한 의사가 치매 대책 전문 시청직원으로서 들어올 예정입니다. 그들과 같은 인재가 자치체에 들어감으로써 보다 더 지역의료 연계가 깊어져 새로운 시책을 추진할 수 있지 않을까 기대하고 있습니다. 다른 자치체에서는 전문의와 자치체가 함께 일할 환경이 아직 미흡하다는 말이 자주 들립니다. 저도 대학병원 근무 시절, 여러가지 대처를 시도해 봤지만 대학의 힘만으로는 강연회 개최 정도에 그칩니다. 대학은 전문 지식을 갖추고 있지만 일반적으로 대학교와 자치체가 함께 일하는 기회는 많지 않습니다. 한편 자치체는 인재와 자금을 함께 보유하고 있습니다. 인적, 경제적자원에 전문지식을 갖춘 사람들이 도입되면 원활한 시책 추진이 기대됩니다. 저는 자치체와 함께 일할 기회가 있어 그 재미를 느낄 수 있었지만 아직 많은 의료종사자 간에서는 그러한 기회는 많지 않습니다. 그러한 의미에서 향후 대학이나 의료 현장, 자치체 간 교류 기회를 늘리는 것도 중요하다고 생각합니다.

> 조기발견 및 진단에 관한 지역·사회 정책이나 사업을 "사회적 치료약"이라고 칭하고 여러가지 대처가 이루어지고 있습니다. 중요한 것은 이러한 대처들의 효과를 검증하는 것입니다.

치매 조기발견 및 조기진단의 에비던스 리뷰를 당팀에서 실시했습니다. 의료종사자가 조기발견 및 진단에 적극적이지 못한 이유로서 "치료약이 없는 상태에서 재빨리 치매를 발견해도 어쩔 수 없다"는 우려가 큰 요인 중 하나로 제기되는데 이에 대해서 선생님께서 어떻게 생각하십니까?

치료약이 없는 가운데 조기발견 및 진단에 관한 지역·사회 정책이나 사업을 "사회적 치료약"이라고 칭하고 다양한 대처가 이루어지고 있습니다. 중요한 것은 이러한 대처들의 효과를 검증하는 것입니다. 자치체 측에서도 "효과 검증을 하지 않으면 의미가 없다"는 의견을 듣게 됩니다. 의학·생물학 분야에서는 일반적으로 효과 검증 시 무작위 대조군 (RCT:Randomized Controlled Trial)[75]을 실시하지만 사회과학적 측면을 가지는 치매시책에도 RCT 수법을 이용하여 적극적으로 효과 검증을 시행해야 한다고 생각합니다. 막대한 예산을 투입하는 공적 사업도 적지 않기 때문에 효과 검증과 이에 입각한 에비던스 구축이 시급하다고 볼 수 있습니다.

VI 인터뷰

또한 치매 진단 후 서포트 충실화도 요구됩니다. 저희를 찾아오는 환자에는 경도, 초기치매 환자가 많습니다만 그러한 분들은 대부분 요개호 인정을 받지 못하고 개호보험을 이용할 수 없습니다. 왜냐하면 개호보험 제도는 신체장애 정도를 기준으로 설계되어 있기 때문에 정신질환인 치매, 특히 경도 환자는 대상에서 제외됩니다. 조기발견 및 진단의 중요성을 사람들이 이해하기 위해서는 진단 후 조기개입 충실화, 또한 근거에 입각한 인지기능 개선을 재촉하는 것이 필요하게 됩니다. 치매 진단 후 요개호 인정도 받지 못하고 나아가 의료적 개입, 사회적 케어, 서포트가 없다면 그것은 바로 "조기절망"으로 이어질 뿐이기 때문입니다.

기타 치매 조기발견 및 조기진단에 대한 장벽은 있습니까?

세계공통의 문제일지도 모르겠지만 치매에 대한 편견은 사람들의 진료를 지연시키는 원인인 것 같습니다. 이것은 일본 뿐만 아니라 다른 선진국에서도 꽤 발생하는 일입니다. 당사자가 인지기능 저하를 자각했을 때 일방적으로 사람에게 의존하게 되거나 타인이 자신을 우습게 보는 것이 아닌가 하는 두려움에서 오는 저항감이 강할 것이 아닐까 싶습니다. 치매 뿐만 아니라 다른 질환에서도 있을 수 있는 일이겠지만 진단해서 처음으로 의료적·사회적 대응이 가능해짐으로 우선은 진찰 받는 게 선결이라고 할 수 있습니다. 진단을 받게 되면 의료, 개호 관련 전문직 사람들도 개입하기 쉬워집니다.

치매초기집중지원팀[76],[77]이 시작된 것은 이러한 장벽을 극복하기 위해서이기도 합니다. 이것은 자치체나 지역에서 수집된 정보 등을 바탕으로 의사, 간호사, 보건사, 개호복지사, 사회복지사 등의 전문직이 그 말대로 팀을 구성하여 치매 의심자나 인지증 환자를 적절한 의료와 개호로 연결해주고 지원하는 대처입니다. 예를 들어, 주로 보건 인력이라고 불리는 간호사나 보건사, 개호복지사 등이 의사 협력 아래, 직접 치매가 의심되는 사람의 집을 방문합니다. 이것에 의해 지원을 필요로 하는 본인이나 가족이 스스로 병원에 가는 것에 비해 문턱이 낮고, 또한 조기진단의 보다 원활한 진행이 기대됩니다. 방문을 반복하는 과정에서 본인이 갖는 팀에 대한 신뢰를 높여 양호한 관계를 구축한 다음 병원에서의 최종적 수진·진단을 재촉합니다. 때로는 고베시 경우, 사회복지협의회 구성원이 당사자나 가족과 함께 병원 방문에 동행하기도 하며 그것은 치매 환자에게 있어서 든든한 지원이 되어 있는 듯합니다. 또한 진단 후에도 의사, 보건사, 재활직 등 다직종이 한 팀으로 당사자와 가족을 서포트합니다. 아주 좋은 대처가 이루어지고 있는 것처럼 생각합니다만 이 치매초기집중지원팀 활동에 대한 시민 분들의 인지도가 충분하지 않기 때문에 아직까지 이 제도를 잘 활용하지 못하고 있다는 것이 현실입니다.

조기발견 및 조기진단에 관해서 당사자와 가족의 심리적 장벽은 물론 제도적 측면에서도 아직 실행 가능한 일들은 많습니다. 예를 들어, 치매 징조가 있음에도 불구하고 적절한 의료·개호서비스 혜택을 받지 못하고 있거나 지원 흐름에서 한번 벗어나버린 사람을 찾아내기 위해서는 작은 자치체인 경우 전호 조사가 가능하지만 고베시처럼 규모가 큰 경우, 그렇게는 안됩니다. 현재 전문직 간 네트워크나 각종 공공기관 등을 통해 정보를 얻고 있습니다. 장래적으로 전문직 간에서 보다 더 수월하게 정보 공유가 이루어지기 위한 제도와 구조 형성의 충실화도 조기발견 및 조기진단에 이어질 하나의 큰 포인트가 되지 않을까 싶습니다.

VI 인터뷰

고베시에서는 시장이 내건 "치매 환자에 친화적인 마을 조성 조례"(안)[78]을 중심으로 치매 시책이 진행되고 있다는 인상을 받습니다. 그 경위나 현황, 향후 방향성에 대해 알려주세요.

자치체 시책은 기본적으로 국가 정책을 바탕으로 진행됩니다. 자치체에 따라 할 수 있는 일에 차이는 있습니다만 고베시는 정령지정도시(인구 50만 이상 일본의 도시로서, 전국에 20개시가 있다.)이며 인적자원과 윤택한 재정 자금이 풍부한 자치체이므로 국가가 요청하는 사업은 거의 다 실시되어 있지 않을까 싶습니다. 의사 입장에서 고베시는 다른 자치체에 비해 치매 대책에 적극적으로 임하고 있다고 느껴집니다.

제가 고베시와 함께 하기 시작된 것은 2012년도부터입니다. 그 당시 이미 조기발견 및 조기진단은 국가정책의 기둥이었으며 빠른 치매 초기증상 환자의 발견과 의료 및 개호 연결이 사업의 중심이었습니다. 치매 초기 단계에서는 치매 환자도 가족도 좀처럼 치매를 알아채지 못한 채 진찰이 지연되기 십상입니다. 또한 일본은 고령자 가구 수가 많아 고령자가 있는 가구의 3분의 1이 독거 가구, 3분의 1이 부부 2인 가구[79]인 것도 치매 초기증상 발견을 지연시키는 큰 원인입니다.

고베시 "치매에 친화적인 마을 조성 조례" 제정은 2017년도 중에 예정하고 있습니다. 2007년에 치매 환자가 지하철 노선에 들어가 사망한 열차사고[80] 등의 사회적 배경도 있어 치매 환자가 사고를 쳤을 때의 지원 체제 구축도 중요한 지역 조성의 포인트입니다. 치매 환자가 안심하고 살 수 있는 지역 조성에 최종적 목적을 두고 있으며 올해부터 전문가회의도 시작됩니다. 저도 전문가회의 멤버로서 참여할 예정입니다. 고베시는 의료산업 등을 중심으로 지역 조성을 추진하는 "의료산업도시"[81]라는 견해가 있어, 또한 고베 포트아일랜드에 집적된 의료관련산업 집적의 영향도 있어, 원래 의료 관련 활동에 대한 주민들의 이해가 있는 것이 아닐까 싶습니다. 진단약, 치료약에 관해서도 앞으로 제약회사, 또는 대학이나 연구기관이 신약 개발을 위해 데이터를 공유하여 효율적 시험을 추진할 네트워크를 고베시에서도 구축해 나가고 싶습니다. 고베시의 좋은 점은 지역의료나 지역 조성 추진과 임상 분야의 연구개발 환경이 잘 정비되어 있어 시 전체가 치매로의 대처에 적극적이라는 점입니다. 앞으로도 후진 육성이나 의료종사자와 지역을 잇는 역할을 통해 이 분야에 공헌해 나가고 싶습니다.

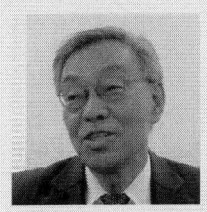

약력 : **마에다 키요시 (M.D., Ph.D.)**

1971년 고베대학의학부 졸업.
1976년 고베대학대학원 의학연구과 수료·의학 박사.
1976~78년 미국 시카고대학 의학부 마이클리스의료센터 연구원.
1983년~88년 고베대학 강사·의학부부속병원.
1986년~87년 미국국립위생연구소(NIH) 객원연구원.
1993년~98년 효고현립고령자뇌기능센터 부원장.
1998년~2010년 고베대학대학원 의학연구과 교수.
2006년~10년 고베대학의학부부속병원 부원장.
2010년부터 고베가쿠인대학 종합재활학부 교수.
현재 고베가쿠인대학 종합재활학부 특명교수, 고베대학 명예교수, 고베시치매대책감.
간사이건강·의료창생회의·제4분과 회장.

VI 인터뷰

참고문헌

61 공익재단법인 사와야카복지재단 홈페이지 http://www.sawayakazaidan.or.jp/
62 고령화율:총 인구 대비 65세 이상 비율을 나타낸 값. 7% 초과 "고령화사회", 14% 초과 "고령사회", 21%이상 초과 "초고령사회"로 표현. (헤이세이28년판 후생노동 백서 제1장 "고령화 상황" http://www8.cao.go.jp/kourei/whitepaper/w-2016/zenbun/28pdf_index.html)
63 치매초기집중지원팀:복수 전문직 종사자가 가족의 호소를 통해 치매로 의심되는 사람이나 치매 환자 및 가족을 방문하여 어세스먼트, 가족지원 등 초기 지원을 포괄적, 집중적(약 6개월간)으로 실시하여 자립 생활을 지원하는 팀을 가리킨다. (후생노동성 "치매초기집중지원팀에 대해서" http://www.mhlw.go.jp/file/06-Seisakujouhou-12600000-Seisakutoukatsukan/0000035310.pdf)
64 후생노동성은 "치매"를 대신한 용어에 관한 검토회를 설치하고 "치매"라는 용어가 모욕적 의미를 담고 있는 것이나 "치매" 실태의 부정확한 표기가 조기발견 및 조기진단 시 대처의 지장이 된다는 이유로 호칭을 검토했다. 동 검토회는 2004년 12월에 치매를 대신할 수 있는 호칭으로서 "치매"이 최적하다는 보고서를 정리했다. (후생노동성 "치매를 대신한 용어에 관한 검토회 보고서" http://www.mhlw.go.jp/shingi/2004/12/s1224-17.html)
65 국립연구개발법인 국립장수의료연구센터 건만증센터 "치매 첫걸음 제1장-1연령층별 치매 유병률" http://www.ncgg.go.jp/monowasure/news/documents/0511-5.pdf
66 후생노동성은 신오렌지플랜 "Ⅱ 치매 용태에 응한 적시·적절한 의료 및 개호 제공" 항목에서 "주치의의 치매 대응 능력 향상, 치매 서포트 의사 양성" "치과의사·약사의 치매 대응 능력 향상" "간호 직원의 치매 대응 능력 향상"을 각각 내걸고 "주치의 치매 대응 능력 향상 연수" 수강자수 누계 60,000명, "치매 서포트 의사 양성 연수" 수강자수 누계 5,000명을 목표로 하고 있다. (후생노동성 "치매시책추진종합전략~치매 고령자에게 친화적인 지역 조성을 위하여~(신오렌지플랜) (개요)" http://www.mhlw.go.jp/file/06-Seisakujouhou-12300000-Roukenkyoku/0000079008.pdf)
67 레비소체형치매:치매의 일종. 레비소체형치매(DLB)은 1976년 고사카 켄지씨가 처음으로 발견한 질환으로 근년, 전세계적으로 주목 받기 시작했다. 우리 나라에서는 현재 약 50만명의 환자가 있다고 추계된다. (레비소체형치매 가족을 지원하는 모임 "레비소체형치매란?" http://www.dlbf.jp/about_dlb1.html)
68 치매전문의:각 진료과에 따라 전문성 제고를 위해 학회가 조직됨. 치매 분야 진료에서도 일본치매학회 등 여러가지 학회가 조직되고 학회별로 일정한 진료경험과 지식을 갖춘 의사를 치매 진료 전문가로 인정하고 있다. 여기서는 이들을 총칭해서 "치매 전문의"라고 표기. (일본치매학회 "일본치매학회전문의제도" http://dementia.umin.jp/ specialist.html)
69 개호보험제도:일본 공적보험제도의 일종. 피보험자는 65세 이상을 제1호 피보험자, 40~64세를 제2호 피보험자로 분류하여 제1호 피보험자는 원인을 불문하고 제2호 피보험자는 노화로 인한 질병이 원인으로 개호나 지원이 필요한 경우 요개호 인정을 받고 정도에 따른 상한 아래 서비스를 받을 수 있는 구조. (후생노동성 "개호보험이란" http://www.mhlw.go.jp/file/06-Seisakujouhou-12300000-Roukenkyoku/201602kaigohokenntoha_2.pdf)
70 치매 환자와 가족 모임 http://www.alzheimer.or.jp/
71 약년성치매:일반적으로 고령자로 분류되는 65세 미만 때 치매로 진단된 경우이다. (후생노동성 "약년성치매 실태 등에 관한 조사결과 개요 및 후생노동성 양년성치매 대책에 대하여" http://www.mhlw.go.jp/houdou/2009/03/ h0319-2.html)
72 링크워커:스코틀랜드 정부가 시작한 제도로 치매 진단 후 전문직인 링크워커가 치매 환자의 생활 지원이나 각종 제도로 중개 역할, 또한 정신적 지원도 실시. (알츠하이머 스코틀랜드: http://www.alzscot.org/services_and_support/recently-diagnosed)
73 지역포괄지원센터:지역 고령자의 종합 상담 대응, 권리 옹호와 지역 지원체제 구축, 개호예방에 필요한 원조를 통해 고령자의 보건의료 향상 및 복지 증진의 포괄적 지원을 목적으로 하여 지역포괄케어 실현을 향한 중핵적 기관으로서 시정촌이 설치. (후생노동성 "지역포괄케어시스템 2. 지역포괄지원센터에 대하여" http://www.mhlw.go.jp/stf/ seisakunitsuite/bunya/hukushi_kaigo/kaigo_koureisha/chiiki-houkatsu/)
74 고베시 "안심건강센터" http://www.city.kobe.lg.jp/life/support/carenet/ansuko-center/

| VI | 인터뷰 |

참고문헌

75 랜덤화비교시험:연구 대상자를 무작위로 두 그룹으로 나누고 (랜덤화), 한쪽에는 평가하고자 하는 치료나 예방을 위한 개입을 실시하여(개입군), 또 한쪽에는 개입군과 다른 치료(종래 치료)를 실시(대조군). 일정 기간이 지난 후, 질병 이환율・사망률, 생존율 등을 비교하여 개입 효과를 검증. 예를 들어, 특정 암X 재발 예방 효과가 있는 약물에 대해서 조사하고 싶은 경우, 종래 치료에 더해 약물 투여하는 개입군과 종래 치료만 행하는 대조군의 재발률을 비교하여 대조군보다 개입군의 재발률이 더 낮으면 약물에 효과가 있다고 증명된다. (국립암연구센터 암정보서비스 용어집 "랜덤화비교시험/무작위비교시험") http://ganjoho.jp/public/qa_links/dictionary/dic01/randomized_controlled_trial.html)

76 후생노동성 "치매초기집중지원팀 설치촉진모델사업 개념도" http://www.mhlw.go.jp/topics/kaigo/dementia/dl/gainenzu.pdf

77 와시미 유키히코 "치매서포트의사 역할" "의학의 발걸음" (2016) No.5 568-574

78 고베시 "치매 환자에게 친화적인 지역 조성 추진에 대하여" http://www.city.kobe.lg.jp/information/press/2017/01/20170125132001.html

79 내각부 "헤이세이 28년판 고령사회 백서" http://www8.cao.go.jp/kourei/whitepaper/w-2016/html/zenbun/s1_2_1.html

80 2007년 12월 치매 환자가 선로에 들어가 열차와 충돌하고 철도회사에 손해 끼쳤다며 철도회사가 그 가족에게 소송을 일으킨 사건. 또한 본 사건은 2016년 3월 최고재판소가 가족의 감독의무를 부정하는 판결을 내렸다.(재판소재판 사례 정보 http://www.courts.go.jp/app/files/hanrei_jp/714/085714_hanrei.pdf)

81 고베시 "고베의료산업도시" http://www.city.kobe.lg.jp/information/project/iryo/

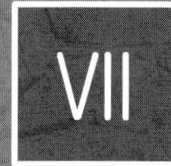

제언 및 결론

VII 제언 및 결론

이 보고서에서는 조기발견 및 조기진단에 관한 학술문헌 리뷰, 키오피니언리더나 전문가 인터뷰, 그리고 주목해야 할 일본 사례연구들을 소개했습니다.
저희 제언은 다음과 같습니다:

1. 데이터, 활동 공유를 위한 구조 형성

저희 리뷰 결과, 조기발견 및 진단을 해치는 원인 중 하나로써 의료종사자(특히 의사)의 치유 목적으로 한 치료가 없다는 것에 관련된 주저함이 있음을 알 수 있었습니다. 이를 해결하기 위해 전문가들이 제기한 것이 치매 케어와 치료에 관한 의료종사자 역할의 "재정의"입니다. 예를 들어, 의료종사자가 치매를 치유하는 것을 역할로 한다면 치료약이 개발될 때까지 그들은 아무 조치도 할 수 없는 상태에 놓이게 됩니다. 그 대신 의료종사자 역할 및 치매 케어와 치유 목적을 환자와 간병인의 삶의 질 향상으로 변환시키는 것입니다. 이처럼 새로운 정의라면 의료종사자나 다른 실무가들도 할 수 있는 일이 많다고 알게 될 것입니다.

2. 커뮤니티를 기반으로 한 치매 예방, 발견, 케어, 지원의 중요성 전달

제언 1과 관련해서 새로운 치매 케어와 목적을 달성하려면 커뮤니티를 기반으로 한 케어와 서포트를 일본 및 고령화를 직면하고 있는 다른 국가들로 전파하는 것입니다. 이러한 개념을 보급시킴으로써 치매에 관한 사회적 지원 규범 확대가 가능해질 것입니다.

3. 에비던스(과학적근거)를 바탕으로 치매의 사회적 시책, 조기발견 및 진단 프로그램 계획

위 규범 확립을 위해 사회적 프로그램에 대해서도 과학적 근거를 이용하는 것이 중요합니다. 여기에는 정책이나 프로그램 구성 시 과학적 근거의 창출과 데이터를 사용한 정책 및 프로그램 평가가 포함됩니다. 행동과학이나 기타 공중위생 이론 등을 바탕으로 프로그램을 설계하고 효과 검증을 실시하는 것은 조기발견 및 진단 분야에서도 중요합니다. 또한 커뮤니티를 기반으로 한 접근법에서는 공중보건학적 근거를 내고 검증하고 있는 점에서 사례연구에서 소개된 타케토요 살롱 프로젝트가 이에 해당됩니다. 이와 같은 효과 검증이 장래 프로그램 개발에 있어서 중요합니다.

VII 제언 및 결론

4. 데이터, 활동 공유를 위한 구조 형성

연구자와 관련기관이 치매 분야 연구 결과를 공유하기 위한 플랫폼이나 데이터베이스 구축이 필요합니다. 제언3에서 소개한 바와 같이 근거를 공유하기 위해서도 이러한 구조 형성이 요구됩니다. 또한 이는 의학적 연구 분만 아니라 공중위생 연구에도 응용되어야 한다고 생각합니다. 이러한 플랫폼은 치매와 같은 비교적 새로운 분야에 관한 활동이나 공헌을 활성화시키기 위해서도 도움 될 것입니다. 고령화 연구 리더로서 일본이 이러한 구조를 구축하는 데에는 의의가 있습니다.

5. 관민 파트너십 강화

마지막으로 기업이 함께 하는 것은 위에서 기술한 바와 같은 제언 실행에 있어서 매우 중요합니다. 기업의 전문성과 네트워크는 새로운 활동을 수립하거나, 프로그램을 광범위하게 보급시키거나 관민 파트너십을 구축하는데 있어서 도움이 됩니다. 일본에서는 이미 많은 기업들이 치매와 관련된 활동과 프로그램을 실시하고 있습니다. 다음 단계로서는 기업이 연구자와 협약해서 이들 활동이나 프로그램의 효과 검증을 실행하고 각각 행동이나 건강 아웃컴, 그리고 비용 측면에서 어떠한 효과 및 임팩트를 가져오는지 평가하는 것입니다. 이러한 효과 검증을 통한 결과의 가시화가 공중위생적 이익 분만 아니라 기업 비즈니스에 있어서도 이익이 되어 결과적으로 활동 자체의 지속 가능성에 기여할 것입니다.

이들 제언은 모두 관련되어 있습니다. 저희는 치매 분야에서 활동하는 사람들이나 조직이 이들 제언을 고려해 함께 치매에 친화적인 사회 구축에 기여해 나갈 수 있기를 바랍니다.

2017년 10월

치매 사회적 처방
저자 일동

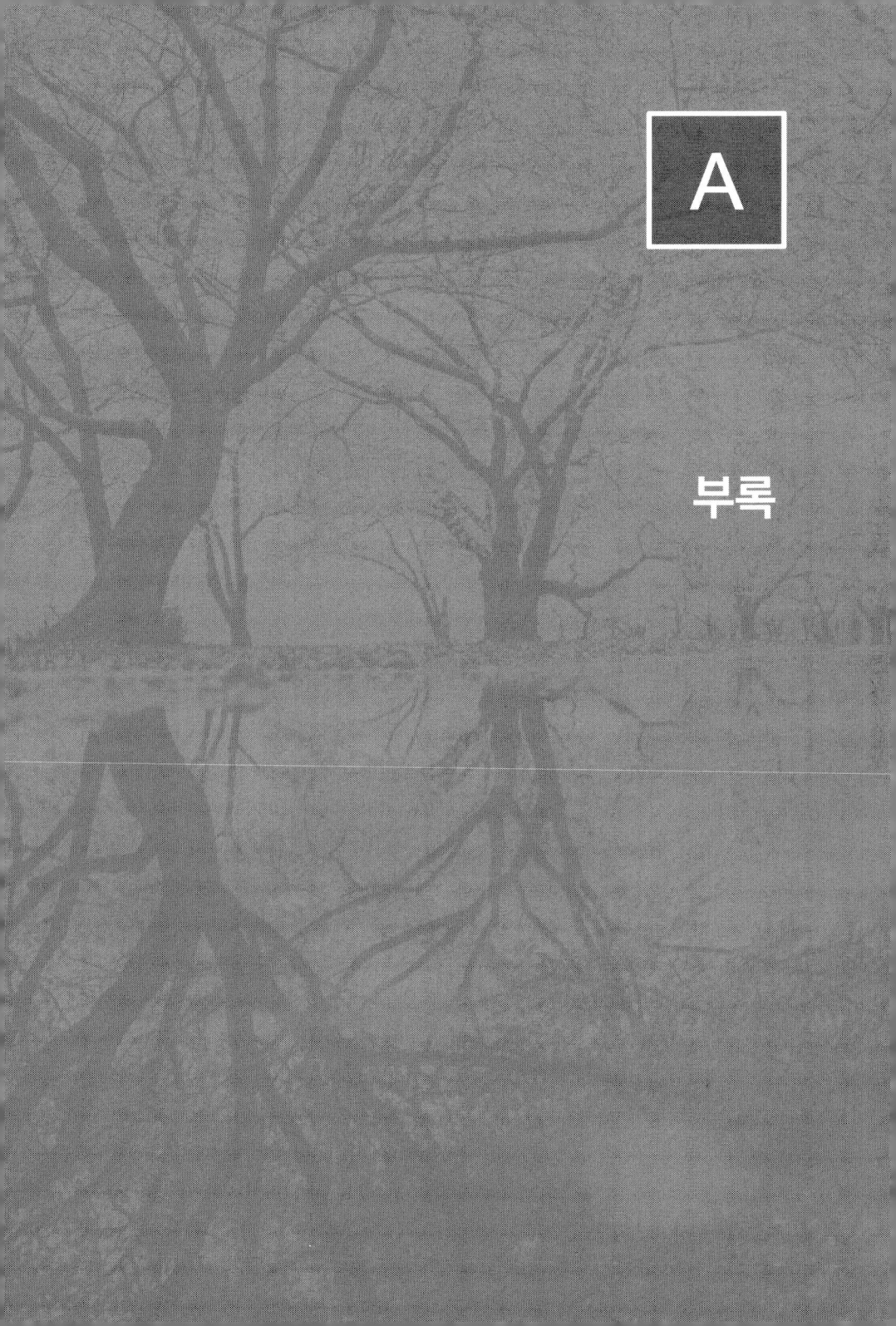

A

부록

A 부록

사사

본 보고서에 등장하신 쿠로카와 키요시 선생님, 콘도 카츠노리 선생님, 마에다 키요시 선생님과 함께 이하의 분들께서 전문가 인터뷰로서 인터뷰에 응해 주셨습니다. 저자 일동 감사의 말씀을 드리겠습니다.

성함 · 소속(아이우에오 순)

이치카와 마모루 님
NHK 디렉터

오지마 도시유키 선생님 (MD, PhD)
하마마츠의과대학 의학부 건강사회의학강좌 교수

시게타 마사히로 선생님(MD, PhD)
하마마츠의과대학 의학부 건강사회의학강좌 교수

나카무라 타쿠야 님
후쿠오카시보건복지국정책추진부장

모토키 마사히로 님
후쿠오카시보건복지국정책추진부 정책추진과장

이치카와 마모루 님(MD)
후지타보건위생대학 뇌신경내과학 조교,
전후생노동성 노건국총무과 치매시책추진실
치매대책전문관

저자 · 감수 정보

— 감수 —

이치로 · 카와치
(MD, PhD.)

John L. Loeb and Frances Lehman Loeb Professor of Social Epidemiology Chair, Department of Social and Behavioral Sciences, Harvard T.H. Chan School of Public Health

Kasisomayajula Viswanath(PhD.)

Lee Kum Kee Professor of Health Communication, Department of Social and Behavioral Sciences, Harvard T.H. Chan School of Public Health and in the McGraw-Patterson Center for Population Sciences at the Dana-Farber Cancer Institute (DFCI) Faculty Director, Health Communication Core, Dana-Farber/Harvard Cancer Center (DF/HCC).

콘도 나오키
(MD, PhD.)

도쿄대학대학원 의학계연구과 준교수 (보건사회행동학 분야, 건강교육·사회학 분야 주임)

A 부록

---------- 저자 ----------

일본의료정책기구

노리타케 료우지 (MSc)	일본의료정책기구 사무국장
요시무라 에리 (MSc)	일본의료정책기구 매니저
타카마츠 마나미 (MPH)	일본의료정책기구 매니저
스기모토 아미나 (MSc)	일본의료정책기구 시니어어소시에이트
쿠리타 슌이치로우	일본의료정책기구 어소시에이트, 와세다대학대학원 정치학연구과
공공경영 전공	전문직 학위 과정 재적중
츠무라 이쿠코 (MMA)	일본의료정책기구 어드미니스트레이티브 오피서
Cherri Zhang	도쿄대학대학원 의학계연구과 국제보건학 석사과정 재학중

McCann Global Health

Andrew Schirmer	프레지던트
하야시 하나에 (ScD, S.M., M.Ed.)	어소시에이트디렉터·리서치디렉터
James Etheridge (MPH)	전략&어카운트어소시에이트
나카무라 켄토	맥켄휴먼케어(U.S.)·사이언티픽어소시에이트

특별협력

Yongjoo Kim(ScD, MPH)	하버드공중위생대학원 박사 후 연구원
시모다 아키히로 (MPH)	도쿄대학대학원 의학계연구과 의학박사과정 사회의학 전공
타모리 미오 (MSc)	맥켄헬스케어월드와이드재팬·전략 플래너

---------- 협력 ----------

일본의료정책기구

Matthew McEnany (MPH)	역학자
요시다 유키코 (RNM,MPH)	일본의료정책기구 프로그램 스페셜리스트

McCann Global Health

John Washburn	이규제큐티브 크리에이티브 디렉터
Alexis Reid	아트 디렉터
Zoe Hamann	어카운트 디렉터
Matt Kavanaugh	프로젝트 매니저
Essie Quakyi	인턴

McCann Healthcare Worldwide Jap

요코가와 준지	최고운영책임자
사카타 시게루	비즈니스 디렉터
사토 마사타카	어소시에이트 어카운트 매니저

A 부록

메인 · 스폰서

Lilly Eli Lilly Japan K.K.

일본 일라이릴리 주식회사

일본 일라이릴리 주식회사는 미국 제약회사 일라이릴리앤드컴퍼니의 일본법인으로 사람들이 오랫동안 건강하고 충실한 생활을 누릴 수 있도록 혁신적 의약품을 통해 일본 의료에 이바지하고 있습니다.

일라이릴리앤드컴퍼니는 지금까지 약 30년에 걸쳐 알츠하이머병 치료약 연구 및 개발에 노력해 왔습니다. 덕분에 과학이 크게 발전해 계속 전진하고 있습니다. 지금까지도, 앞으로도, 보다 강력한 결의와 함께. 알츠하이머병 환자나 가족의 생활을 더욱 더 좋은 것으로 만들기 위해 릴리는 불굴의 정신으로 연구 및 개발에 계속 임하겠습니다.

A 부록

--- 서브·스폰서 ---

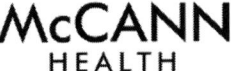

McCann Healthcare Worldwide Japan

맥켄헬스는 "클라이언트 브랜드나 비즈니스가 사람들의 생활 속에서 의미 있는 역할을 수행하는데 힘이 된다"는 비전 아래 결속하는 세계 최대 헬스케어 엑스퍼트 커뮤니티입니다.

치매의 사회적 처방
치매 친화적인 사회 구축을 통한 조기발견 및 조기진단 촉진을 위한 백서

공저 일본의료정책기구 / McCann Global Health
공역 남은우, 김혜경, 김마현

발행일 2021년 6월 1일
펴낸이 李 相 烈
펴낸곳 도서출판 에듀컨텐츠휴피아
출판등록 제2017-000042호 (2002년 1월 9일 신고등록)
주　소 서울 광진구 자양로 28길 98, 동양빌딩
전　화 (02) 443-6366
팩　스 (02) 443-6376
이메일 iknowledge@naver.com
Web http://cafe.naver.com/eduhuepia
만든이 기획·김수아 / 책임편집·이진훈 황혜영 이가측 박하나 주세훈
　　　　디자인·유충현 / 영업·이순우

ISBN 978-89-6356-307-7 (93510)
정　가 20,000원
ⓒ 2021, 도서출판 에듀컨텐츠휴피아

* 본 책은 저작권법에 따라 보호받는 저작물이므로 무단 전재와 복제를 금지하며, 이 책 내용의 전부 또는 일부를 이용하려면 반드시 저작권자 및 도서출판 에듀컨텐츠휴피아의 서면 동의를 받아야 합니다.

[역자 상세사항]
책임역자: 남은우 / 책임편집: 연세대학교 사회적처방시범사업단
연락처: 강원도 원주시 연세대길1 창조관 415호 T) 033-760-2573